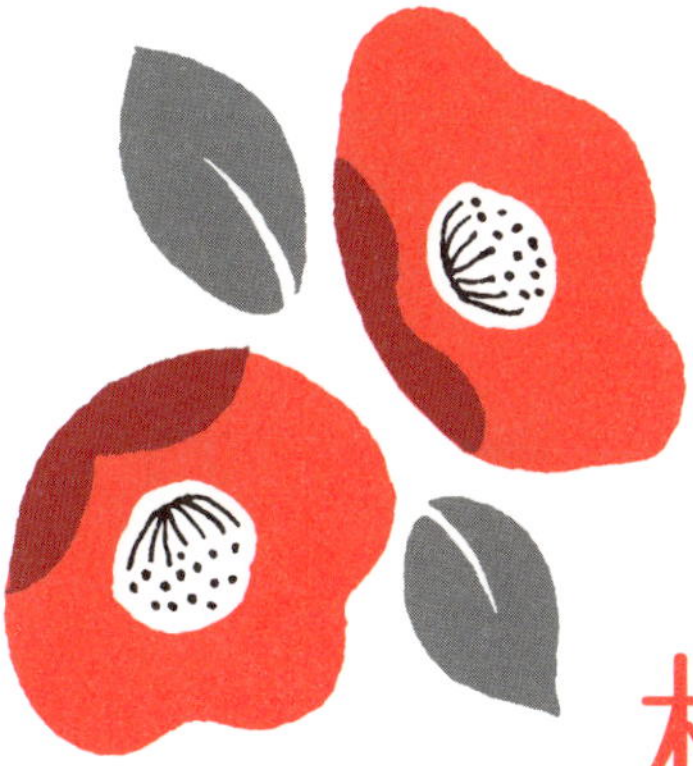

ヘアケア、スキンケアから、
料理、もののお手入れまで

椿油のすごい力

佐光紀子
Noriko Sakoh

PHP

I remember that

I am more than just a camellia.

I am the flower of Chanel.

覚えています

私は単なるカメリアではないことを

私はシャネルの花なのです

From "INSIDE CHANEL, CHAPTER 16 THE CAMELLIA"

はじめに

毎日の暮らしが潤う。こんなに使える椿油

椿油《つばきあぶら》にはまって、かれこれ20年になります。たまたま「ヘアケアに使ってください……」と、ひと瓶いただいたのがきっかけでした。ところがシャンプー後に髪につけてみたら、なんだかベトベトして今ひとつ（今思えば効果的な使い方を知らなかっただけなのですが）。昔は髪を固めるポマードがわりに使われていたものだから、このベトベトはしょうがないのかしら。今でも人気があると聞くけれど、今時の人はどうやって使っているのかしら？　そんな疑問が残り、よさが理解できないまま、椿油はしばらくの間棚の上に眠っていました。

当時の私は、自然素材を使ったお掃除のやり方などを本に書いたり、雑誌で

紹介したりする仕事をしていました。そうした中で、木製品や革製品を、私自身が訳したアメリカのレシピでお手入れしていました。アメリカの自然素材で木や革の手入れというと、本や雑誌ではオリーブオイルベースのレシピをご紹介する機会が多かったのですが、内心、何かもう少しべたつかないオイルはないかしら、といつも思っていたのです。いくつかキッチンにある油を試してみたものの、大差がなく、油だからしょうがないのかな？　と思っていた時、棚に眠っているもう一つの油を思い出したのです。とはいっても、髪の毛につけてベトベトするのは経験済みでしたから、たいして期待はしていませんでした。でも、試さないのも公平ではないわね、そう思った程度でした。

ところが、使ってみたら、これがべとつかなくていい具合です。オリーブオイルのようなヌルッとした感じがなく、油なのに固い感じがします。これでていねいにすり込んだ方が、べとつかずに気持ちよく使える！　それ以来、レシピをご紹介する時は、オリーブオイルの代わりに「椿油」と書くようになりました。

お手入れ用の油としては、木製品や革製品だけでなく、南部鉄を始めとする鉄類のお手入れや包丁まで、実に幅広く使える優れものです。

しかも、掃除で油が手についても、オリーブオイルのようにべとつきません。それどころか、よくすり込むと、肌がしっとりしてきます。「ハンドクリームよりいいかも」。そう思って手に使い始めました。そのうち、カサカサの気になるひざやかかとにも使うようになりました。使い方のコツをマスターすると、長年の悩みだった、かかとのひび割れもすっかり治ってしまいました。最近は、お風呂上がりに全身に少量の椿油をすり込んでスキンケア。冬の間ひどかった肌のかゆみともさようならです。

これほど肌の調子がよいのですもの、フェイスケアに使わない手はありません。まずは、それまで他のオイルで落としていたメイクアップを、椿油で落としてみました。もちろん結果は◎。洗顔後の保湿ケアも、椿油で十分です。なんだ、全身に使えるじゃないの。すっかり椿油にはまると同時に、我が家にあった化粧品類が少しずつ姿を消していきました。

ある日、我が家に泊まっていたアメリカの友人に椿油を貸したところ、「カメリア・オイルって日本の伝統的なものよね。紀子は日本の古いものが好きね！」と感心されました。そうなのか。椿油は、海外では日本の伝統的なものだと思われているのね……ということを、この時初めて知りました。

ココ・シャネルや椿姫など、ヨーロッパの艶《つや》やかな女性の象徴という印象が強かったので、私はビックリ。ところが調べてみると、シャネルも、東洋では長寿と無垢《むく》の象徴であり、仏教的には悪霊を払うとされるこの花のパワーに惹《ひ》かれていた[*1]というのですから、昔から、椿は東洋的美しさのシンボルだったのでしょう。そんな神秘的なイメージも手伝ってか、友人は、椿油をとても気にいって、お土産にと持ち帰りました。以来、私も外国へのお土産にはもっぱら椿油。確かに海外では日本のオイルとして認識されているようで、どこに持って行っても、とても好評です。

お土産に、ちょっとしたプレゼントにと、人様に差し上げると毎回喜んでいただけるもので、使い方も説明したいと、あれこれインターネットで検索するようになりました。そこで、カメリア・オイル（Camellia oil）は別名ティー・シード・オイル（Tea seed oil）ともいい、中国では茶油《ちゃゆ》と書くのだと知りました。中国で一般的なのは、茶油の中でも油茶油《ゆちゃゆ》と呼ばれるサザンカの仲間（日本名はあぶらつばき）の油です。椿とひと口にいってもいろいろな種類があり、日本で主流のヤブツバキとは別の種類であることもわかりました。

椿油という時、ヤブツバキの油だけを指すのか、油茶油も含むのかについては、いろいろな意見があります。「ヤブツバキ（ツバキ）の種皮を除いた種子から得た脂肪油」をツバキ油と表記する、という定義もあるようですが[*2]、この本では英語のカメリア・オイルと同じく広い意味で、椿油と表記することにします。

というのも、私の仕入れた情報には原文が英語のものが含まれているからです。油茶油とヤブツバキからとったツバキ油の両方を取り扱っておられるサトウ椿の佐藤秀幸代表取締役のお話では、成分的には非常に近いということでしたので、どちらの油で試されても、同じような結果が期待できると思います。

私は油についてはド素人ですが、難しいことがわからない私でも、楽しく全身、そして家事にまで様々に使える優れものが椿油です。椿油のすごい力、ぜひ体験してみてください。

椿油のすごい力
contents

第1章 椿油1本でさらさらな髪を手に入れる

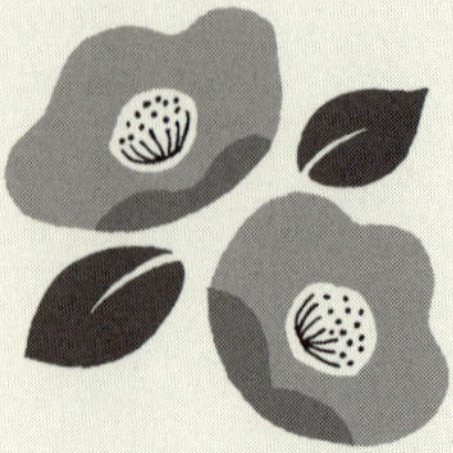

第2章 健やかな頭皮を守るコツ

第3章 毎日のフェイシャルケアにも

第4章 椿油で全身の保湿ケア

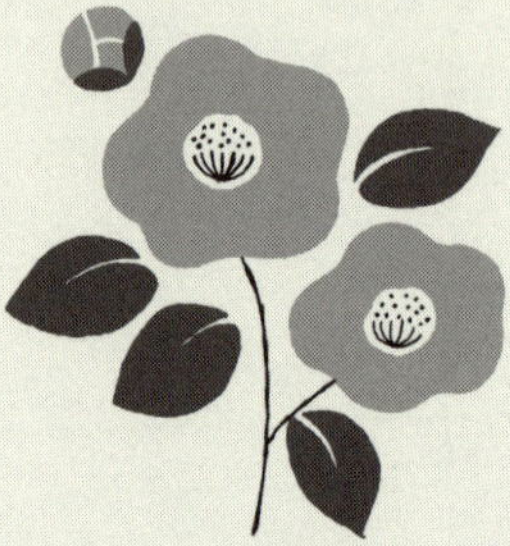

第5章 日々の暮らしにも大活躍

第6章 椿油を食べてみよう

第7章 椿油お料理集

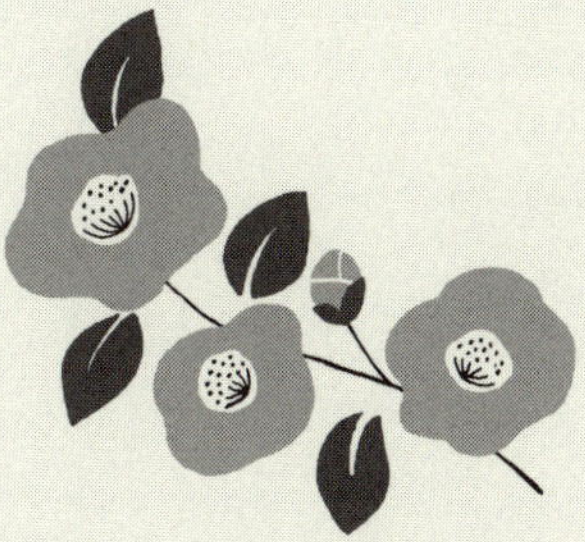

ブックデザイン　藤塚尚子（ＩＳＳＨＩＫＩ）
イラスト　宇田川一美
校正協力　株式会社ぷれす
ＤＴＰ　株式会社ＰＨＰエディターズ・グループ

第1章

椿油1本でさらさらな髪を手に入れる

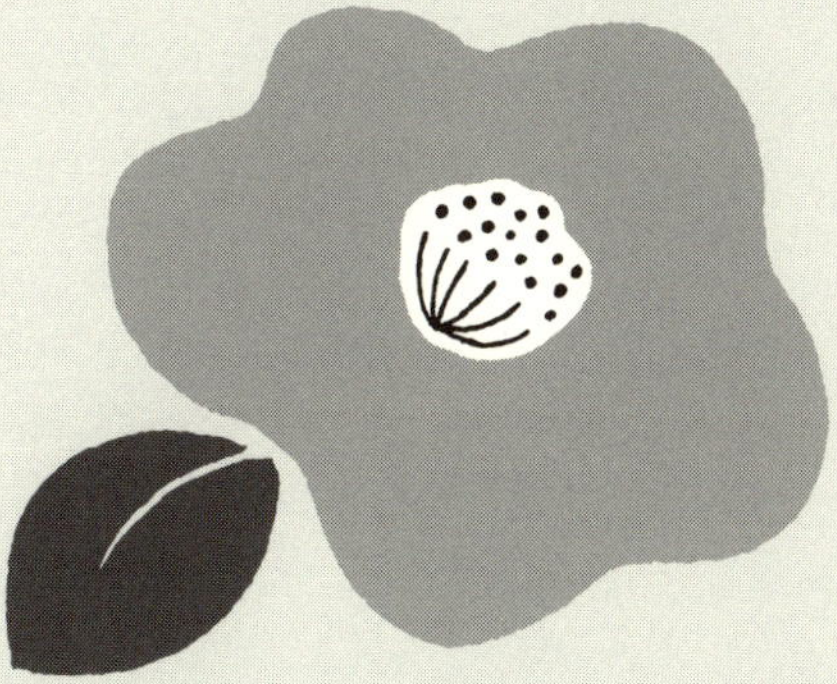

ヘアケアの定番油

椿油といえば、誰もが「髪につける」ものだと思うのではないでしょうか。昔むかしから「椿油」といえば髪。椿油でお手入れをしていると、「健やかな髪になる」という話は、つとに有名です。ドラッグストアなどに行くと、椿油があるのは、ヘアケア用品のコーナーです。インターネットには、「日本人の髪質にあっている」「使い続けることでつややかな髪質に」といった言葉が躍ります。

調べてみると、ヘアケア用油としての椿油の歴史はかなり古く、椿油が髪に使われだしたのは、４００年以上前だといわれています。中国の古典的な医学書「本草綱目《ほんぞうこうもく》」（１５９６年）には、椿油について「消化を助長し、咳《せき》や喘息《ぜんそく》を治し、痰を止め、胃を清め、腸を潤し、殺虫、解毒《げどく》、軽く拭けば髪の異臭を除き、眼にも良い」という説明があるそうです。[*3] この「本草綱目」はやがて日本に伝わり、椿油に関する知識もそれとともに輸入されたのでしょう。その後、江戸時代に日本で書かれた百科事典「和漢三才図会《わかんさんさいずえ》」（1712年）でも、「髪にぬれば艶美」として、ヘアケア用品として紹介されています。当時の日本では、鬢《びん》付け油や艶出しに椿油が使われていました。[*4]

もともと椿は美しい花が愛され、日本では早くから珍重されてきました。「日本書紀」では邪気を追い払う特別なパワーのある神聖な花として登場します。[*5]その後、椿は桃山時代と江戸時代に大流行し、日本全国に広く普及したそうです。江戸時代のブームを作った安楽庵策伝《あんらくあんさくでん》の「百椿集《ひゃくちんしゅう》」には「椿に十徳あり」「長期にわたって次々と花を咲かせて、見る人を折々に楽しませる。実は油となって、灯油、食油、髪油となる」と書かれているとか。[*6]

意外に古い椿油のヘアケアの歴史。当時はシャンプーの回数もそれほど多くなかったでしょうから、椿油で臭いを防ぎつつ艶を出し、頭皮頭髪の健康を維持していたに違いありません。

髪への効果は歴史のお墨付き！　とはいっても、べとつきそうで、いざ試すのは勇気がいるという人が多いのも、実際のところです。昔の鬢付けのようなヘアスタイルではなく、さらさらと風に揺れる髪が好まれる現代では、この懸念《けねん》は当然でしょう。いくら髪によいといわれても、髪に直接油をつけるわけですから、一歩間違えれば「しっとりつやつや」を通り越して「べとついて油っぽい」髪になりかねません。そこでまずは、現代のヘアケアでの効果的な使い方からお話を始めたいと思います。

椿油はなぜ髪にいいのか

油にはいろいろ種類がありますが、なぜ、こんなに「髪には椿油」といわれるのでしょう？　そもそも本当に椿油って髪にいいのでしょうか？　どこが他の油と違うのでしょう？　有岡利幸さんが『つばき油の文化史』[*7]の中で、よい髪油の6つの条件について書いています。

①乾燥しない油であること

髪につけてすぐ乾いてぱりぱりになってしまう油は、役に立たないから。……まぁ、そうですね。

②凝固点が低いこと

寒い日に髪につけて外出したら髪が凍ってしまったらアウトだ……と。これも確かにその通りです。

③酸価が少ないこと

油の中に遊離脂肪酸が含まれていると腐敗しやすくなり、髪にダメージを与えるから、劣化しにくいものがいいというわけです。これもまた、当然といえば当然です。

④臭気がないこと

確かに、髪につけた時に臭いが気になる油は困ります。動物性の油より植物油が好まれるのはこの臭気の問題が大きいのだとか。

⑤比重が軽いこと

比重の軽い油は拡張《かくちょう》力が大きく、髪全体に楽に行き渡ります。これも、些《さ》細《さい》なことのようでいて、髪油としては確かに重要です。

⑥吸収力がよいこと

言い方を変えると、頭髪に吸収されやすいものがよいということになります。ただ、表面にのっている油はべとつくだけで、髪に潤《うるお》いを与える効果はありません。

今なら、こうした効果のある油を合成することも難しくはありません。でも、昔は、天然の油でこうした諸条件をクリアできる油の数は、そうは多くありませんでした。そして、その中でも、全条件をかなりのレベルでクリアしたのが椿油だったのです。

とはいえ、庶民にとってはなかなか手の出ない高級な油だったため、18世紀の初め頃は、菜種油が髪油の主流だったとか。ただ、この頃には各地に椿の生け垣なども普及していたので、椿の種のカラを砕いてシャンプーに使ったのが先かもしれない、と有岡さん。

種にはサポニンという成分が含まれています。油にも水にもとける物質ですが、水にとかすと泡立ちます。そのため、各地で洗い物に洗浄剤として使われてきました。髪を洗う時に種の搾《しぼ》りかすを水につけて泡立てて使うという話は椿農家さんなどで耳にします。

洗うのにも、ヘアケアにも使える椿は、貴重な素材だったのでしょうね。

椿油をつけるタイミングで効果を実感

髪にいいといわれて椿油をつけ始めたけれど、結局続かなかった。私のまわりでそういう人に「どうやって使っているの？」と聞くと、たいていは、「洗髪後、ドライヤーの前に髪につけている」と言います。髪を保護する目的で少量つけてはいるけれど、やっぱりべとつくから、使いにくいわよね、というのが彼女たちの意見でした。

「べとつきが気になるから、椿油は、使い勝手が今ひとつ」と言う友人たちに、ぜひ一度、シャンプーする前に使ってみて、と薦めています。一度しっかりと油分を補給してから髪を洗うと、余分な油は落ちてしまいますから、洗い上がった髪はべとつきません。でも、とてもしっとりしています。

そう。**椿油を使ったヘアケアの基本のキは、シャンプー前に髪につけることなのです。**椿油を使い始めた頃は、シャンプー後に少し手にとって髪につけていました。ところが、この「少し」がなかなか難しいのです。数滴多いだけで髪がべとつくような気がしたり、少なすぎると乾燥した感じが残ったり。シャンプー後につけるのは、仕上がりの差が激しすぎてリスクが大きいと、当初は感じていました。

美容師さんから髪の乾燥がひどいと言われていたこともあり、シャンプー前にたっぷりつけて洗い流してしまったらどうなるかしらと試してみました。髪にぬってしばらくなじませてから髪をぬらすと……水をはじいてしまって全体をぬらすのに時間がかかります。場合によっては二度洗いも必要。でも、洗い上がりはふんわりしてとてもよい感じです。乾いてからのべとつきもなく、適度なしっとり感が残ります。「これだ！」と思いました。

以来、まわりには「シャンプー前につけてみて」と薦めてきました。まわりからも、確かにシャンプー後につけた時みたいに、仕上がりに差が出ないし、ずっとしっとりする、不思議ね！　という反応が。これが伝われば、もっとファンが広がりそうだよね？　髪にも肌にも使えて、便利な椿油、もっと広がるといいよね、などとまわりで話をしていました。

この段階では、実感ベースではシャンプー前につけるのがいいと思ってはいたものの、そして、周囲にも同感だと言ってくれる人は多かったものの、その科学的な裏付けについては知識がありませんでした。

ところが、いいと思えることにはちゃんと理由があるのです。

column

＊思い込みはＮＧ？

先日、汚れ落としの講座をしていた時に、髪を洗う時にシャンプーが切れていたら体を洗う石鹸で髪を洗えばいいし、リンスがなかったら、事前に油をつけて洗えばいいという話をして、受講者の方に大変驚かれました。「固形の石鹸で髪が洗えるのですか？　しかも、リンスがなくても椿油をつけてから洗えば、パサパサにならないのですか？　あり得ない！」という訳です。

便利な現代社会では何でも専用のものが用意されています。髪専用のシャンプー、顔は洗顔石けん、枝毛用コンディショナー……。専用のものがあればベストかもしれませんが、なければないでなんとかなるものです。

安物のシャンプーよりは手づくり石鹸の方が髪がふんわり仕上がりますし、コンディショナーがなくても、オイルがあれば十分だと思います。「○○がなければ」という思い込みを取り外せると、もっとシンプルで快適な生活が待っているのかもしれませんね。

なぜシャンプー前に椿油をつけるといいの？

シャンプー前に椿油を髪になじませるのは、油分補給の他にもメリットがあります。油を髪につけることで、はがれかけた髪の毛のキューティクルが落ち着くのだそうです。キューティクルがはがれかけた状態だと、その下にある髪の内部は外気にさらされた状態になってしまいますが、キューティクルを落ち着かせることで、髪の毛内部が保護され、水分を閉じ込めるために効果があるのです。

キューティクルというのは、鱗《うろこ》状の髪の毛の表面のことです。キューティクルは、髪の毛の内部に含まれた水分やタンパク質が失われないように働くと同時に、髪に艶を出す働きをしています。

このキューティクル、毛先に向かって鱗状になっていて、健康な髪の場合は規則的に6～8枚の鱗が重なりあう状態になっています。ところが、傷んだ髪は、キューティクルがはがれかけたりして乱れた状態になっています。

キューティクルはとにかく摩擦《まさつ》に弱いので、シャンプーで髪がこすれると、その摩擦で、傷みかけのものはめくれてしまいますし、はがれかかったものははがれてしまいます。[*8] キューティクルがはがれてしまうと、その下にあるタンパク質がむき出しになり、枝毛や切れ毛の原因になるそうです。

シャンプー前に髪の毛に椿油をつけることは、めくれ上がったキューティクルを落ち着かせてコーティングするという意味があります。傷んでめくれ上がったりはがれかけたりしている髪の毛をコーティングして、事前にある程度落ち着かせ、補修する効果があるのです。 これが、キューティクルの、さらにはその下にある髪の毛の保護につながります。

保護された状態で洗った髪の毛は、洗い上がっても落ち着いています。また、コーティングによって水分が失われるのを防ぎますから、髪がしっとり仕上がります。もちろん、余分な油分はシャンプーと一緒に流されてしまいますから、仕上がりがべとつくこともありません。上手にべとつかせずに油をつける特殊技術も、もちろん必要ありません。

また、摩擦に弱いキューティクルは、静電気も苦手。シャンプーの前にブラシで髪をとかす時に起きる静電気は要注意です。これを防ぐためには、ブラッシングの前に椿油をつけてしまうのがお薦めです。

こうすることで、ぱさつかない、さらさらヘアが手に入ります。

シャンプー前のお手入れ方法

椿油専門メーカー大島椿にシャンプー前のお手入れ方法（オイルパック）を聞いてみました。手順は使っているブラシや櫛《くし》の素材でちょっと変わってきます。

通常のプラスチックなどのブラシや櫛を使っている場合は次のように。

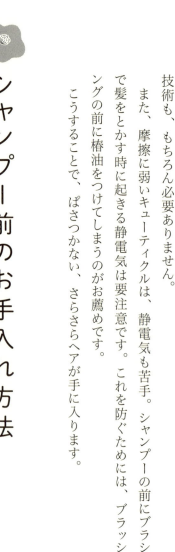

オイルパックの方法

①手のひらに椿油をとり（使用量…ティースプーン3杯～6杯程度）、手になじませます。

②①の手のひらで髪の毛を押さえるようにして椿油を髪全体にしっとりするまで行き渡らせます。

③ブラシか櫛で毛先をとかします。次に髪の毛の根元から髪の毛をとかします。

④ぬるま湯ですすいでから、いつも通りにシャンプー&コンディショナーをし、よく乾かして仕上げます。

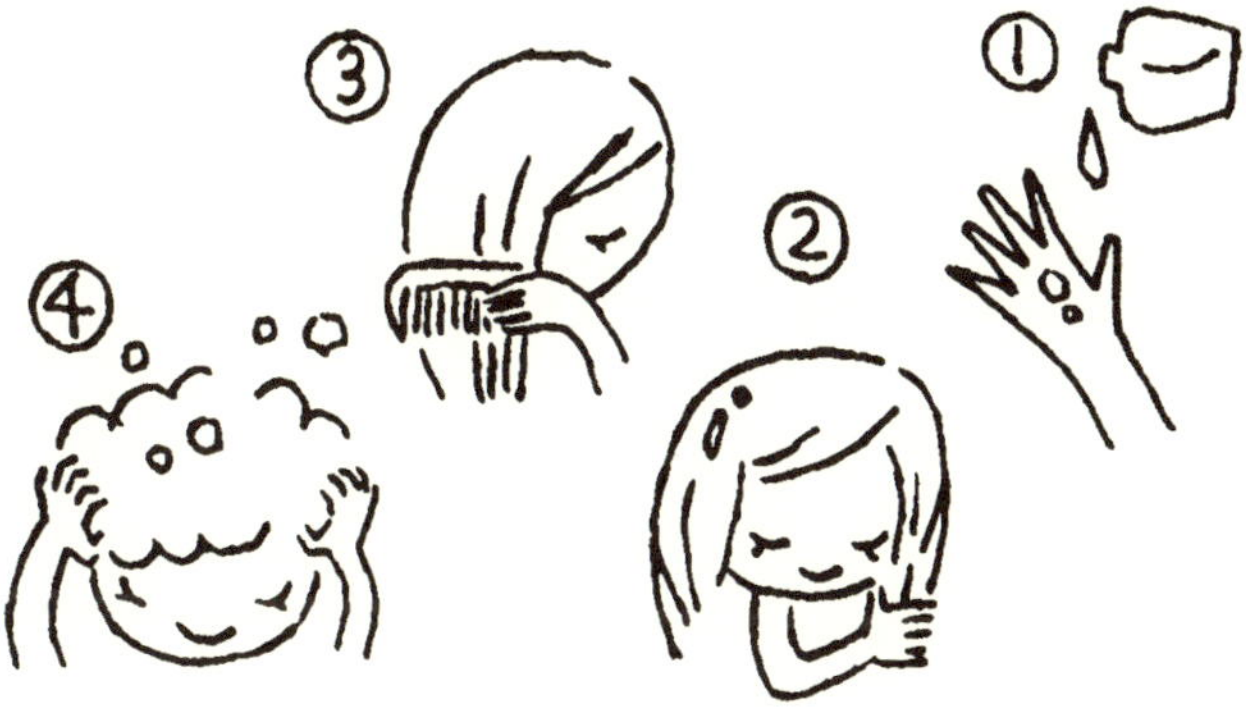

木製のブラシや櫛を使っている場合は、静電気は起こりにくいので、椿油をつけるタイミングはとかす前でも後でも構いません。使う道具の素材によってお手入れの手順が変わってくるのはこのためです。

長い髪のお手入れでは、髪全体をとかす前に毛先だけとかした方がよい、と教えてくださったのは、江戸時代から続く東京・上野にあるつげ櫛のお店「十三や」の職人の竹内敬一さんです。まずは、絡《から》まった髪をまっすぐにして、それから全体をとかすことで、切れ毛などのダメージを防ぎます。実際、毛先を先にケアしてから髪全体をとかすと、確かに櫛通りが全然違います。

髪の乾燥度合いや静電気の起きやすさは、季節によって変わります。気温や湿度など環境が変われば、それによって肌や髪の状態が変わるのはごく自然なことでしょう。乾燥のひどくなる冬場は、椿油を少し多めに、逆に夏場は少なめになど、気候や髪の毛の状態にあわせてつける油の量を加減することで、自分の髪とうまくつきあっていけるようになった気がします。

また、髪が長いとどうしても毛先が傷むので、最初に毛先だけ多めにつけて、その上で、全体に軽く油をなじませるなどという風に、つけ方も髪の状態にあわせて変えてみるとよいようです。

ヘアケアとしての椿油は、あくまでも毛先など髪の毛をコーティングするために使用します。最大の目的は、髪の毛のキューティクルの保護なのですから。

ちなみに、髪に椿油をつけてからシャンプーすると、リンスはしなくても、艶のある髪に仕上がります。

リンスやコンディショナー併用のトリートメント

シャンプー前に軽く椿油で髪をトリートメント……と言うのは簡単ですが、実は新しい習慣を定着させるというのは、想像以上に難しいものです。うっかり者の私などは、髪をぬらしてしまってから、「あ、トリートメントを忘れていた」と気がつくことも珍しくありません。

ぬらしてしまった髪には油がうまく浸透しません。ですから、残念ながら、ぬらしてしまったら後の祭りです。

うっかり髪をぬらしてしまった時は、後付けトリートメントに椿油を利用しています。これは、インターネットで見つけたやり方です。多くの方が実践しているようで、リンスだけより髪の仕上がりがよいと評判なので、私も活用させていただいています。

とても簡単な方法ですが、意外に効果的です。長い髪や私のように乾燥のひどい髪には、直接椿油をぬった方が効くような気が個人的にはしますが、このお手軽さ、そして、仕上がり感は捨てたものではありません。ダメージがひどくなければ、こちらの方がずっと簡単、らくちんです。ぜひ、一度お試しください。やり方は次の通りです。

後付けトリートメントの方法

①通常通りしっかりシャンプーします。
②リンスやコンディショナーを手にとります。
③②に椿油を2~3滴落として手でなじませます。
④③で作ったリンスまたはコンディショナーを髪につけます。

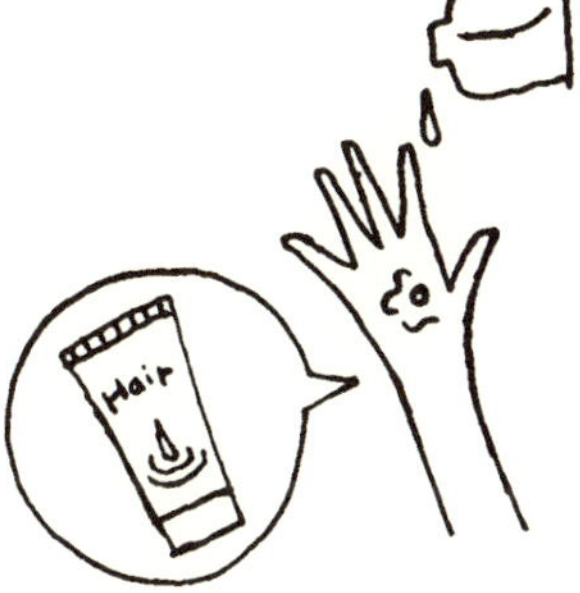

⑤心持ち長めに時間を置きます。

⑥いつも通りすすぎます。

リンスやコンディショナーに混ぜる椿油は、数滴にとどめた方がべとつきません。また、すすぎもしっかりと。よくすすいだ方が、さらさらに仕上がるような気がします。

第2章

健やかな頭皮を守るコツ

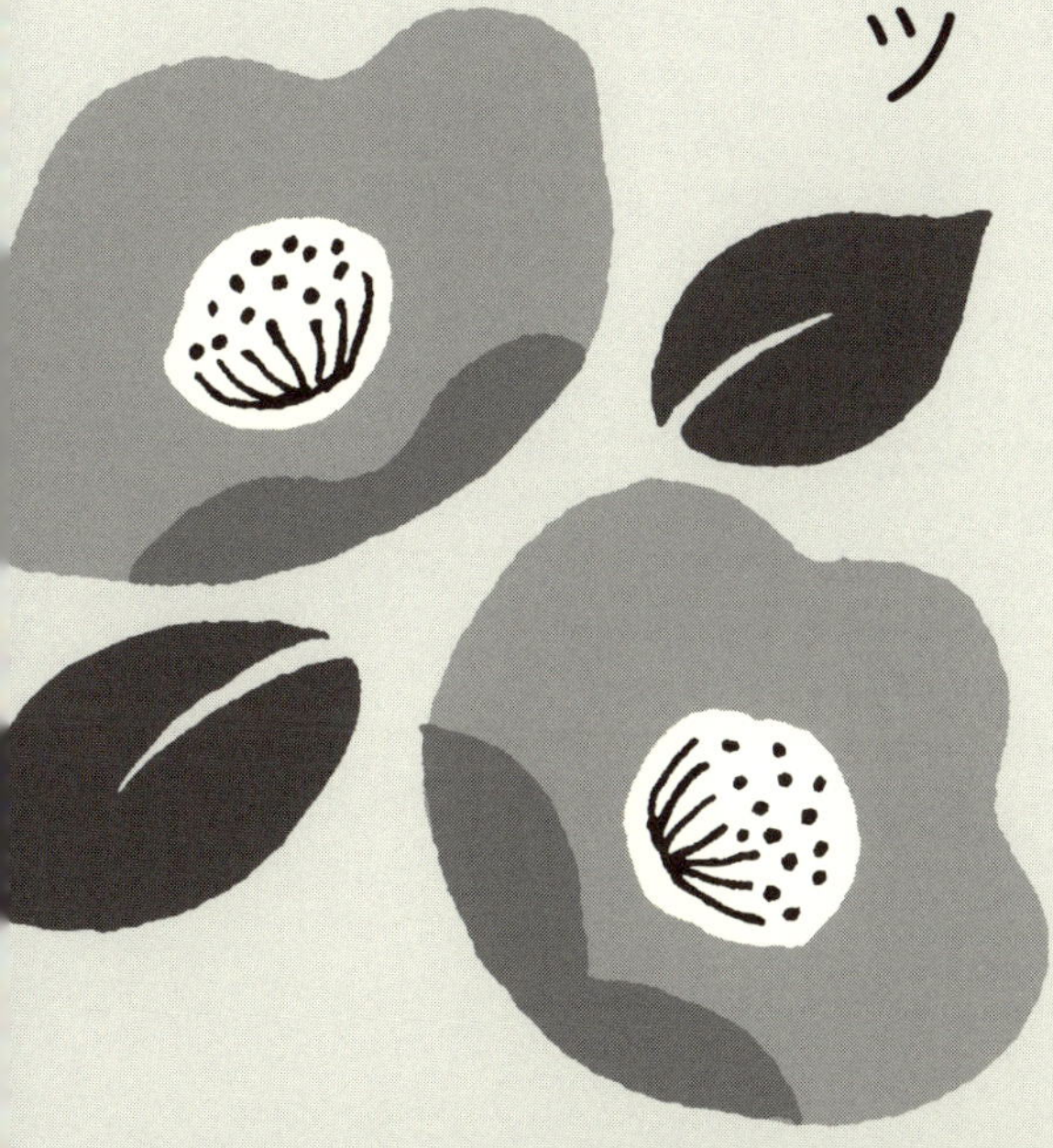

意外に大事な頭皮ケア。男性にも効果大

頭皮ケア。時々耳にする言葉ですが、私にはどうして頭皮ケアが大事なのかよくわかっていませんでした。髪が傷まないようにするにはキューティクルケア、髪の毛のケアだけで十分なんじゃないかと思っていたのです。インターネットなどで検索してみると、確かに頭皮ケアは大事だという話は出てきます。ケアの方法もいろいろ出てきます。でも、肝心な、ケアを怠るとどんなマイナスがあるかという情報はほとんど出てきません。

あちこち調べているうちに見つけたのが、アメリカの一般向けオンライン医学情報サイトのWebMD[*9]です。ここの説明によると、頭皮に問題があると、切れ毛や育毛が遅くなったりするだけでなく、髪そのものが細くなったり抜け落

ちたり、薄くなったりといった現象が起きるとのことでした。また、フケやかゆみ、皮膚が剥《む》けるといった問題も、頭皮にトラブルがあると起こります。頭皮が健やかなことは、意外に大事なのだと、認識を新たにしました。侮《あなど》れません、頭皮ケア。

見た目に不潔な印象を与えるという意味で、フケだらけの頭を放置したりかゆい部分をかきむしったりすることは、一般に歓迎されません。それだけでなく、抜け毛や薄毛といった頭皮や毛の状態の悪化は、見た目に影響を及ぼします。頭皮の劣化から派生する髪の毛の問題が原因で、自分の外見などを恥ずかしいと感じたり、気持ちが穏やかでなくなったりという精神的な部分にも影響するのだと、WebMDには書いてあります。これは、当然ながら女性のみの問題ではありません。いえ、現象的にもっと深刻なのは、男性でしょう。

フケやかゆみは、皮膚のコンディションが悪くなると起こる問題です。いかに頭皮を乾燥させず、潤いのある地肌をキープするかが、対応策として

は大切です。

一方、髪の毛の生育《せいいく》が遅くなるという問題や抜け毛は、様々な原因が考えられますが、毛穴の詰まりもその一つだと言うのは、大島椿の広報部の坂本薫マネージャー。毛穴が詰まってしまうと、血流が悪くなり、毛根に栄養が行き渡らなくなるというわけです。そうなると、髪は生育が遅くなったり、抜けやすくなったりする……ということです。

少しでも健やかな頭皮を維持するため、うまく椿油を使いたいものです。長い黒髪の艶を重視していた江戸時代には、椿油は女性のものだったかもしれません。でも、ストレス社会の現代では、男性のヘアケアにも、実は椿油が欠かせないのかもしれませんね。

椿油が頭皮によい理由

頭皮では鼻の頭よりはるかに多くの脂が分泌されるので、頭の毛穴はかなり詰まりやすいものなのだそうです。放っておけば、前出のWebMDにもあったように、「髪そのものが細くなったり抜け落ちたり、薄くなったりといった現象」が起こります。**諸説ありますが、抜け毛だけでなく、白髪にも、毛根への栄養の届き具合、それを大きく左右する毛穴の汚れは関係があるといわれます。**

けれども、ゴシゴシ洗っただけでは鼻の頭のイチゴ模様が簡単には消えないように、毛穴に詰まった油汚れもそう簡単には落ちません。きれいにお掃除するのは意外に難しそうです。ではどうするかというと、油汚れは油でとかして落とすのがよいのだとか。

「研究の結果、椿油をつけて5分程すると毛穴に詰まった皮脂などの汚れが椿油となじんで浮き上がることがわかっています」とおっしゃるのは、前出の大島椿の坂本薫広報部マネージャー。5分置くことが大切で、椿油は皮脂と自然に混じり合う性質があるので、その間にすり込んでマッサージする必要はないとのこと。

なるほど、長年の椿油ユーザーに「地肌に直接ぬる」と言う人が多いのは、このためだな、とおおいに納得しました。油で浮かせるだけならば、オリーブオイルをはじめとした他の油でもよさそうです。でも椿油がいいですよ、と言っていたのは華道家の故安達瞳子さん。

「日本人が頭髪用に愛用してきた理由を専門家は、椿油の成分が人間の皮膚にもっとも近い、オレイン酸トリグリセリドを多量に含んでいる点にあることを科学的に立証している。頭皮にすり込んでもなじみやすく、刺激が少ない」というのです。酸化しにくく保湿性が高いことも、肌に使う上ではプラスです。

他には、桜島で椿の栽培と椿油の販売に取り組まれる60代の吉時辰己さん。写真で拝見した奥様は驚くほどの黒髪で、思わず「染めていらっしゃいますか？」と聞いてしまったほど。「地毛のままです」と笑われてしまいましたが、これも以前からシャンプー前に頭皮に椿油をすり込んでマッサージをしている成果かもしれません。

安達瞳子さんの『椿しらべ』にも白髪の友人に椿油を紹介する話が出てきます。友人はすぐに洗髪前に椿油を地肌にすり込んでのマッサージを始めたとか。その上熱いタオルを巻いて遠赤外線を当ててからシャンプーという手の込みよう。ただし、この話には「白髪が黒髪に戻らないのは、ちょっとスタートが遅かったのではとお慰《なぐさ》めした」という落ちがついているのですが。

毛穴の汚れをとるためのつけ置きレシピ

汚れを油で浮き上がらせるためには、頭皮に椿油をなじませることが大切なポイントです。力を込めてすり込んだり、マッサージしたりする必要はないというのが大島椿の広報部の弁。むしろ大切なのは、5分置くことだとか。

お洗濯なら、つけ置きというところでしょうか。下手に力を加えると、洋服の生地は傷んで毛羽立ちます。多少時間がかかっても、こすったりせずにつけ置きをして汚れが浮き上がるのを待った方が、生地へのダメージも少なく汚れが落ちます。それは、生地でも毛穴でも一緒なんですね。

つけ置きがわりだと思うと、毛穴が油につかるように、つまり、油を直接ぬることが大事なんだということがわかります。直接ぬるのは、短髪の方や男性の方が圧倒的に簡単です。髪が長い場合は、効率的に地肌にぬるための一工夫が必要かもしれません。効率よくつけ置きして、しっかり毛穴の汚れを落とし、健やかな髪を育てたいものです。

手順について

用意するもの…椿油　取り皿　櫛（あれば）　コットンボール（あれば）

①適量の椿油を取り皿にとります。
②櫛または指先で髪に分け目をつけます。
③指先に椿油をつけ、分け目にそって下から上へ指先で椿油をぬっていきます。
④そのまま5分以上置きます。
⑤いつも通りシャンプーします。

髪が多い、または長い場合は、手順の③で指先のかわりにコットンボールに使うと椿油を楽につけられます。

下から上へぬった方がいいというのは、大島椿のアドバイスです。

これは髪が下向きに生えているため、髪の生え方に逆らって下から上にぬっていった方が、油が毛穴に入りやすいためです。

頭皮全体にまんべんなくつけるには

毛穴に椿油をぬらなくちゃ……。当初、あまりにも頭皮にぬることを意識しすぎたせいか、油が地肌に触れた時に、油の冷たさを感じるまでべっとり油をぬってしまいました。大さじにしたら4～5杯はつけてしまったかもしれません。こうなると、二度洗いしてもなんだか髪がべとつく感じがします。毛穴の汚れをとっているのだか、ギトギトヘアを作っているのだかわからない感じでした。

何度かやっているうちに、髪の毛に分け目をつけて、油をつけた指先で分け目をなで、そこから軽く指先で広げるようにして浸透させると具合がいいことがわかってきました。指のかわりにコットンボールに油をつけて、地肌に静かに押し付けるようにするのもいい感じです。

最近は、小さなボールがついていて直接地肌にぬれるロールオンタイプの小瓶に入れたものを使っています。もともと、コロンなどをぬるためのものですが、これをヘアケア用に転用。出すぎないので、洗い上がりがべとつかないのがいいところ。髪を小分けにしながら直接地肌にぬりつけ、指先で広げるようにしています。

ポイントは、まんべんなくつけなくては！　とまじめに考えすぎず、とりあえず、大体地肌についたかなあという程度に、指で広げることです。毎日続けていくことで、徐々にいろいろな部分の汚れが落ちてくるかなあと期待しつつ。油を地肌にのばしたあとは、その指で髪を上から下へととかします。

そうすると、指の余分な油は髪につきますから、髪の毛の油分の補給もバッチリ。

そして、もう一つの大事なポイントが、5分置くこと。これが地肌へ浸透《しんとう》し、汚れを浮き上がらせるのに必要な時間です。ここでしっかり地肌に浸透させておくと、洗い上がりのべたつきはほとんど感じられません。

ヘアケアが終わってから洗顔、体を洗って最後にシャンプー……と、手順を決めておけば、油が毛穴の汚れを浮かせるのに必要な5分以上は十分にありますから、あとはシャンプーするだけ。リンスもいりません。果たしてそのおかげかどうかはわかりませんが、こうしてシャンプーするようになってから、少し抜け毛が減ってきました。もう一つ、美容師さんに驚かれた変化は、ひど

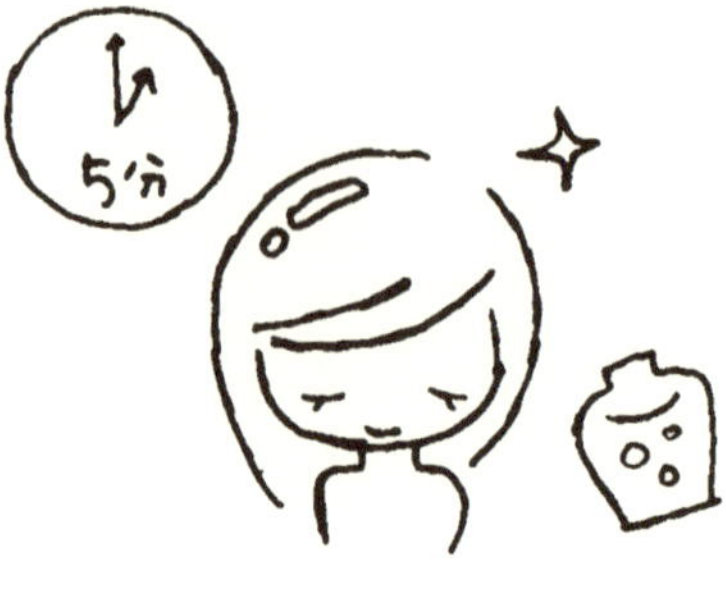

かったくせ毛がいくらかずつですが、解消していることです。どうしてだかはわからないけれど、毛質が変わってきているというのが美容師さんの意見です。ありがたや。

フケにも効果あり

「地肌に椿油をつけてからシャンプーをするようになったら、確かにいい具合」と友人。地肌の汚れがとれると同時に、地肌に油分が浸透していくからでしょう。「フケの出方が全然違うわね」と感心することしきり。「髪のさらさら感も大事だけれど、乾燥のひどい季節はフケも気になっていたのよ、一石二鳥ね」と、うれしそう。

私自身も、髪だけでなく地肌も乾燥がひどく、状況は加齢とともに悪化中……でしたが、やはり椿油で地肌ケアを始めてから、ほとんど気にならなくなりました。それまでは髪をとかした時に、髪の生え際などのフケが気になっていましたが、いつの間にか目立たなくなり、いつしか気にもしなくなってしまいました。

まわりの何人かにも試してもらった経験談を総合すると、地肌に椿油をぬってから、5分くらい置くことで、フケへの効果を実感しやすくなるようです。**油をぬってすぐに洗ってしまうと、髪にぬった時のようなしっとり感もないし、フケもそれほど軽減されません。5分置いて、しっかり肌になじませることは、意外に大きなポイントです。**

ところで、先日、椿油を切らせてしまい、シャンプー後、家族が使っていたリンスを使っていたところ、フケが復活してしまいました。そうだった、すっかり忘れてしまっていたけれど、実は乾燥のひどい地肌だったんだ。地肌のケアをさぼれば、フケはすぐに復活してしまうんだなあ……と、思わず反省。肌質を変えるには、おそらくそれなりの時間がかかるのでしょう。ちょっと具合がよくなったところで、油断せず、ケアを続けていくことが必要です。

特に生え際が気になっていた私は、毎回椿油をつけた指で生え際をなぞってから、髪に分け目をつけて油をすり込み、指先でそれを広げるようにしていました。分け目をつけてすり込んだら、また別のところを分けて油をつけます。シャンプーのたびに数カ所ずつ油をすり込んでは、周辺に広げ、油の浸透を待ってからシャンプーするのです。

毎回、地肌全体に油を行き渡らせることはできませんが、シャンプーのたびにいろいろなところに油を浸透させていくことで、時間と回数をかけて髪全体のケアをしようと考えています。それに加えて、私のおでこの生え際のように、特にフケや汚れの気になる部分があれば、そこは毎回ぬっておくと、効果はとても高くなることを実感しています。

つげ櫛と椿油

知り合いに、椿油を使い始めたのはつげ櫛のお手入れによいといわれたから……という人がいます。櫛の通りをよくしたり、櫛の歯の間についてしまった汚れをとったりするのに椿油がよいと薦められて使い始めたということでした。櫛の歯の間につく汚れというのは、もちろん頭皮から出る皮脂《ひし》のことです。それを椿油を使って落とすというのですから、確かに頭皮の毛穴の詰まりも落ちるはずだな、とおおいに納得しました。

それにしても、特別な油を使ってていねいにお手入れしてまで使いたいというつげ櫛。一体どんな効果があって、どうして椿油がお手入れに使われているのでしょう。日本古来のヘアケアについて知りたいと、江戸時代から続く上野のつげ櫛店「十三や」の竹内敬一さんにお話を伺ってきました。

木製の櫛というと、今ではつげが主流ですが、昔は櫛といえば安価な桜や椿が一般的だったそうです。安い桜や椿の櫛は、シャンプーしながら髪をとかすのに使われたのだとか。一方のつげは昔から高級な櫛で、庶民にはなかなか手の出ないものだったので、お嫁入りの際に持たせ、一生ものとして大事に使われたのだということでした。

つげは割れにくいので、ぬらさなければ1本で30〜40年は持つといわれます。長く使うには、こまめにお手入れして清潔にということで、椿油で手入れをするようになったとのこと。

椿油はもともとヘアケアに使われてきていたので、それでお手入れをしていれば、髪の毛をとかす時に油がついても、髪にもよい椿油だから大丈夫、ということも、お手入れに椿油が使われた大きな理由だったとか。また植物油の中ではとても酸化しにくく、傷みにくい油であることも、木製品のお手入れに向いているとのことでした。

油は皮脂をとかして落ちやすくしてくれます。と同時に、櫛の油が表面に広がっていると、そのコーティング効果で皮脂がつきにくくなるというメリットもあるのだとか。これは頭皮の脂だけでなく、櫛を使っていると持ち手についてしまう手あかから櫛を守る効果もあるそうです。汚れをとって、汚れ防止にも一役。椿油はお手入れ道具としてもとても優れているわけです。

つげ櫛と椿油の相乗効果

つげというのは、木肌が細かく弾力性の高い木材です。そのおかげで割れにくく、地肌へのあたり心地が柔らかいのがつげで作った櫛の特徴です。つげで髪をとかすと頭皮に傷をつけずに適度な刺激を与えてくれるので、頭皮の血行がよくなるのだそうです。だから昔から髪によいといわれて愛用されてきたと、十三やの竹内敬一さん。

毛穴が詰まった時の大きな問題が、「血流が悪くなり、毛根に栄養が行き渡らなくなる」ことだということを思い起こすと、つげ櫛でコーミングして頭皮に適度な刺激を加えて頭皮全体の血流をよくすることも、ヘアケア、地肌ケアとしては大切だといえそうです。

もう一つつげで特徴的なのが、目が詰まった木だということ。目が詰まっていると、油を吸いにくいのだそうです。目がすかすかな木に油をつけると、どんどん油を吸ってベトベトした感じになってしまいますが、目が詰まっているつげはそういうことがありません。だから、椿油で汚れを落としたりお手入れしたりしても、それで櫛がベトベトになることも、さらには、その櫛でとかした髪がベトベトすることもないわけです。

実際には、植物油ならどんな油でも、汚れをとることはできるそうです。昔はごま油や菜種油もお手入れに使われたといいますし、最近はオリーブオイルやえごま油などいろいろな油がありますから、そういうものも使おうと思えば使えます。でも、お手入れに使った油が髪につくことを考えると、躊躇《ちゅうちょ》する部分はあるわけで……。髪がべとつかない、強い香りがないといったことも重要でしょうし、髪とのなじみ具合なども気になるところです。

まあいろいろ考えると、髪も櫛もお手入れできて一石二鳥ということで椿油に落ち着く……というのが実際のところのようです。十三やの店頭にも、櫛のお手入れ用に並んでいたのは、やっぱり椿油でした。

櫛の清潔さを維持しながら、頭皮に適度な刺激を与えつつ、髪はうっすらと油でコーティングして艶を出す……。これが簡単に実現してしまうという意味では、つげの櫛と椿油は、最強の組み合わせだと思われます。

つげ櫛のお手入れ

つげの櫛って一体いくらぐらいするのでしょう？　大きさにもよりますが使いやすいといわれる15cm程度（5寸）のものだと1万数千円というのが相場のようです。一生ものといわれるゆえんです。職人さんによりますが、大概《たいがい》、歯と歯の間隔が粗目から中とぎ、仕上げと数段階に分かれています。粗いものでといてから、徐々に細かいものに替えていき、最後は仕上げ用の歯間がとても細かい櫛で下から上にとくことで、後れ毛などが出ることなく、きれいに結い上がるのだそうです。芸者さんたちのきれいに結い上げた髪も、油で後れ毛が出ないようにとめているわけではないのだとか。徐々に歯の細かいものを使って結い上げていくことで、後れ毛の出ないきれいな髪に結い上がるのだとか。

バレエなど踊りをやっている人は、ワックスなどで髪をバッチリ固めている人も多いことでしょう。我が家も長年バレエをやっている子どもがいたので、あの整髪剤に払ったお金をここにつぎ込めば、きれいな髪に結えたのか……と十三やの竹内さんのお話を聞きながら、考えてしまいました。

そうはいっても、最近は整髪剤をつけた髪を櫛でとかす人も多いとか。そんな時も、椿油でお手入れしてください、とのことでした。椿油を整髪剤となじませることで、汚れが落ちやすくなるのだそうです。

基本的なお手入れ

用意するもの…刷毛　椿油　取り皿　ぼろ布

①取り皿に椿油をとり、刷毛に油をなじませます。
②刷毛を櫛の歯の間に差し込み、上下させます。
③油をぼろ布で拭き取ります。

このお手入れを1～2週間に1回続けると、汚れがつきにくくなります。

ヘビーな汚れのお手入れ

用意するもの…歯ブラシ　椿油　取り皿　ぼろ布

①取り皿にたっぷり椿油をとり、櫛をつけ込みます。

②歯の間に歯ブラシを当て、汚れをこすり落とします。

③油をぼろ布で拭き取ります。

この方法で、ワックスやヘアスプレーといった整髪剤の膜も少しずつ油がとかします。あとは歯ブラシでていねいにこすっていきます。

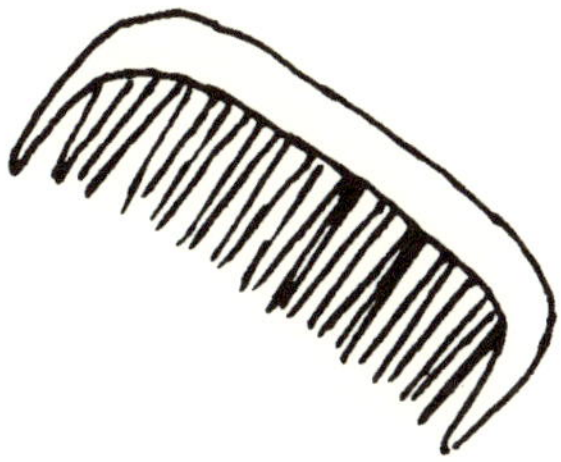

基本は天然素材の櫛やブラシを

つげがいいとはいわれても、実際には1万円を超えるような櫛を手に入れるには勇気もお金も必要です。パッと手に入るようなものでもありません。ただ、静電気の起こりにくさや地肌への刺激を考えると、髪のお手入れには木製や水牛の角など、天然素材の櫛やブラシがよさそうです。

ブラシに絡んだ髪の毛を取る手間のことなどを考えると、ものぐさな私などは、つげではない櫛の方がお手入れが簡単だなあと思ってしまいますが、このあたりはお好みでしょうか。基本的に、木製の櫛は水気が苦手。水牛などは水洗いができるとはいっても、湿った状態は苦手とのこと。水気をしっかり拭き取って、時々乾燥を防ぐために油をつけた布でこするとよいそうですから、天然もののお手入れは、基本的には同じと考えてもよいでしょう。

インターネット上では、少し前に100円ショップで買った木製の櫛を椿油でお手入れしながら使うと、静電気も起こらずよい感じ、という情報が出回っていました。木の目の状態によっては、つげなどよりも油をたっぷり吸ってしまいますから、お手入れに使う油の量をコントロールしながら使っていくと、徐々に髪になじんでくると思います。

もう一つ大切なことは、**髪をとく時は、最初に毛先だけ全部櫛を入れて髪のもつれをとること**だと、十三やの竹内さん。毛先のもつれをとったあとで、地肌に櫛を当て、上から下へととくのです。そうすることで枝毛や切れ毛が防げます。また、櫛は本来その重みを使って上から下におろす、つまり、力を入れずに自然の重みで櫛を動かすとよいのだとか。余計な力を加えないことは、摩擦《まさつ》に弱い髪の表面のキューティクルを守ることにもつながるでしょう。少し油を含んだ櫛が髪の間を通ることで、刺激がさらに軽減されます。

従来ブラシ派でしたが、それは、髪が絡んですーっと櫛が通らないからだったんだ、それは最初に毛先だけとかすことで軽減されるんだと知り、私はすっかり櫛派に転向。多少のくせはあっても直毛に近い人は、男性も女性も、櫛で朝晩頭皮マッサージをしてみると、自分の髪の毛を失うことなく長くおつきあいができるのかもしれません。

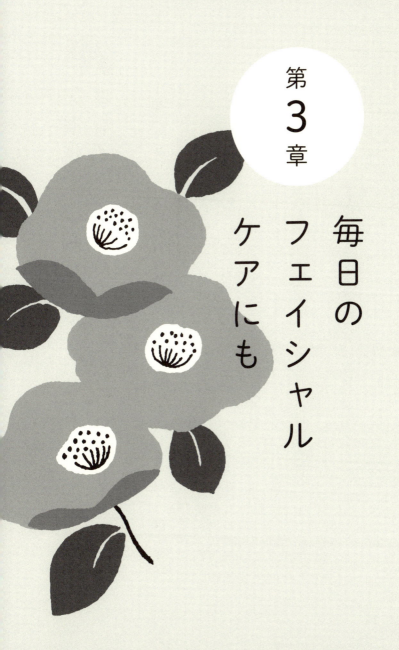

第3章

毎日のフェイシャルケアにも

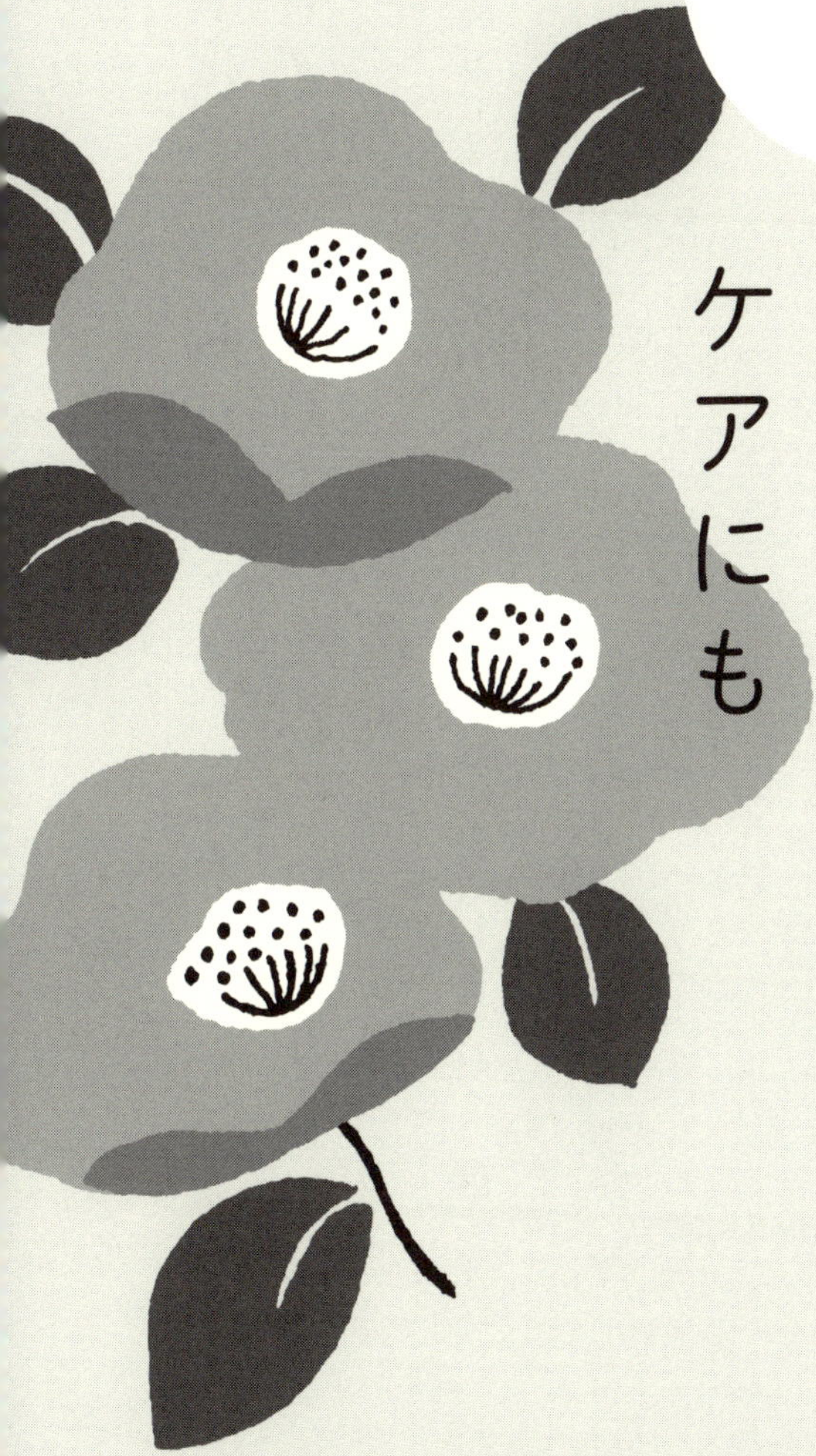

アトピーにも。オレイン酸のスーパーパワー

椿油が肌によいといわれる大きな理由が、油に含まれるオレイン酸です。

オレイン酸は肌の油の成分にとても近いといわれます。そのオレイン酸がたっぷり含まれた肌にやさしい油の代表がオリーブオイルです。ところが、実際には、椿油のオレイン酸の含有量《がんゆうりょう》はオリーブオイルを10%も上回り、実に成分の80〜85%ほどがオレイン酸という油なのです。肌になじみやすく、肌への刺激が少ないのは、このたっぷり含まれているオレイン酸のおかげだといわれています。

また、最近の研究からは、椿油には、とびひの原因となる黄色ブドウ球菌の増殖《ぞうしょく》を抑える効果があることもわかってきています。[*10] 研究を行った昭和薬科大学によると、椿油がアトピー性皮膚炎の皮膚病変部のスキンケアに有用だということです。

オレイン酸はpHが5～6の弱酸性なので、オレイン酸を肌につけておくことで、皮膚の表面を弱酸性に保つことができます。黄色ブドウ球菌や「溶連菌」として知られる化膿《かのう》レンサ球菌などはアルカリ性の環境を好みますから、肌の弱酸性をキープすることで、増殖が抑えられるというわけです。[*11]

アトピー性皮膚炎に椿油を活用する研究は、他の大学の医学部などでも行われていて、九州大学医学部と複数の皮膚科クリニックの共同研究では、椿油には保湿効果やかゆみを抑える効果が期待できるとされています。[*12]

オレイン酸というと含有量の高い油の代表格はオリーブオイルですが、実はそれを上回るオレイン酸を含んだ椿油を活用しない手はありません。

column

＊脂肪酸あれこれ

リノール酸、オレイン酸、α-リノレン酸……サラダオイルのCMなどで耳にするこうした酸をまとめて脂肪酸と呼びます。食べ物に含まれる脂肪の9割が脂肪酸でできています。例えばステーキに使う牛脂、サラダオイル、ごま油、豚肉の脂身……形はいろいろありますが、成分はどれも脂肪酸です。

脂肪酸というのは、もともと炭素と水素、酸素が鎖状につながってできていて、体の中でその鎖が短くなる過程でエネルギー（熱）が出ます。そして、最後は炭酸ガスと水に分解されます。

この鎖のつながり具合でいろいろな種類の脂肪酸ができるのですが、種類によって人の体への作用が違ったり、劣化の度合いが違ったりと特徴があるのがおもしろいところです。例えば、頭がよくなると話題になったEPAは、魚に多く含まれる脂肪酸ですし、α-リノレン酸は動脈硬化や心疾患の予防に効果があるといわれます。一方でかなり不安定な脂肪酸で劣化しやすい性質がある……といった具合です。

こうした中でオレイン酸は酸化しにくく、劣化しにくいという大きな特徴の他に、人体に一番多く含まれていて、肌の成分に近いという特徴があります。そのため、肌につけたり、頭皮につけたりするとよいといわれるわけです。ふだん何気なく使っている油、特にスキンケアなどに使っているものは、どういう脂肪酸が多く含まれているかを理解して、必要に応じてブレンドしたり、使い分けをしたりしてみると、より効果的に活用できると思います。

肌になじんで吸い込まれる

椿油にオレイン酸がたっぷり含まれているということは、肌になじみやすいということです。もう少しいうと、ぬった時に肌の表面に薄く広がって膜を作るというよりも、肌にしみ込んでいくということです。私は、朝洗顔する時に、それを実感することが多いような気がします。

夜、入浴後に化粧水をつけてからクリームをたっぷりぬって寝ると、翌朝指に肌が吸いついてくるようなしっとりした状態になっています。もちもち肌のできあがり……なんて得意になって洗顔をすると、どうもぬるぬるする、という経験はありませんか？　あげくの果てには、洗顔で洗い流されたクリームとともに、肌のもちもち感も消えてしまい、「なんだ、あれは顔の表面をコーティングしていたクリームの効果で、実は肌には浸透していなかったのか」と、がっかりすることもしばしば。

洗顔中のヌルっとした感じも今ひとつ。肌にのっているのだけれど、一晩たっても十分に吸収されていない感じは、どのクリームも似たりよったりでした。もう少し肌に浸透するクリームはないのかなあと長年思っていましたが、そうした不満を解消してくれたのが、椿油です。化粧水後のクリームを椿油に変えたところ、肌に吸い込まれていく感じ。実際、朝の洗顔時のヌルっと感がずいぶん軽減されました。

私自身が椿油にはまったのは、肌に吸い込まれていく感覚が心地よかったという部分がとても大きく、大島椿広報部の方にお話ししたことがあります。すると、「確かに肌になじみやすいです。ボディケアに椿油を使っていると、肌にスーッとなじんでいき、しっとり感が持続するというお声を耳にします」とのこと。また、「他のキャリアオイルはマッサージ後、拭きとりの必要がありますが、椿油、中でも加熱しないコールドプレスは拭きとらなくてもよいほど、肌に浸透する」と言うのは、（株）椿のチーフセラピスト松田充野さんです。

肌がオイルを吸ってしまいオイルがたくさん必要になるというのは、施術《せじゅつ》する側としては材料費がかかって効率が悪いかもしれませんが、施術をしてもらう側としてはうれしいことです。肌の表面だけでなく、中まで浸透していくことで乾燥を防いでくれますし、アロマテラピーなら、エッセンシャルオイルやその効果も肌の奥に浸透していくでしょう。

自分でキャリアオイルとして使う時は、5mlの椿油にエッセンシャルオイル1滴をたらしてよく混ぜたものを使います。香りもよくてよい気持ちですし、それぞれのオイルの持つ効果も期待できます。オイルを購入する時は、専門のお店で種類、使い方などを相談してから購入してください。

column

＊香りをつけたい

「無添加無香料」。ナチュラルな洗剤や化粧品でよく見かける言葉です。余計な成分が入っていない、そういうものを志向する人にとってはうれしいことなのでしょうけれど、正直なところ、まったくの無香料の化粧品や石鹸は使っていてちょっと寂しい気がします。かといって、あまり強い香りのものは願いさげなのですが。

私のそういうわがままを解消してくれるのが、エッセンシャルオイルです。エッセンシャルオイルは25 mlの油に1〜5滴入れて香りをつけます（エッセンシャルオイルは1％以下に希釈《きしゃく》して使います）。エッセンシャルオイルには、

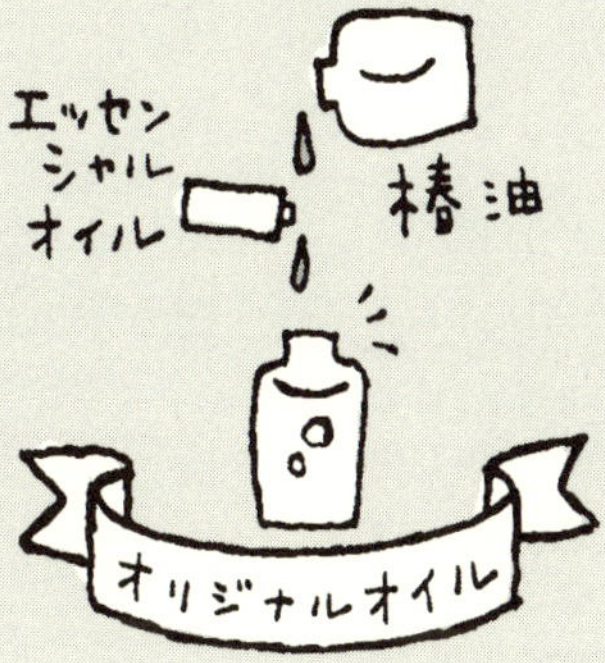

それぞれ効能がありますから、本を参考に、香りを選んで使ってみるとよいと思います。「ひとつのエッセンシャルオイルだけでもいろいろな効果がありますが、数種類をブレンドすれば、さらに相乗効果が期待できます」といいます。[*13]

本を参考に効能を見ながらブレンドする手もありますが、自分が使うものですから、好きな、リラックスできる香りの組み合わせを探してみるのも楽しいもの。私自身は、疲れた肌によいといわれるゼラニウムを単体で使ったり、リラックス効果のあるラベンダーに肌の清浄効果があるというレモングラスをブレンドしたものをよく使ったりします。

椿油は劣化しにくい

食用のところでも触れますが、椿油は不乾性といって、常温でたらした時に、薄い膜になって乾くことがなく、固まらない性質があります。実は、乾きやすさと、油の酸化しやすさとはほぼ一致していると考えられています。酸化しやすいものは、劣化し、傷みやすい油です。

油というのは、光や熱などの影響を受けて空気中の酸素と反応します。これが酸化です。酸化すると、油の質が変わってきます。質が変わるといっても、よくなっていくわけではありません。嫌な臭いがしてきたり、有害物質が発生したり、油の色が変わってきたり……。[*14]

鉄が酸化するとさびが出ます。油はさびのようなものは出ません。そのため目では確認しにくいのですが、酸化すると、鉄がさびて状態が悪くなるのと同様に、やはり状態が悪くなっていきます。「乾燥のしやすさは、油の酸化しやすさとほぼ一致する」ということは、乾性の油ほど、こうした状況が起きやすいということです。

裏を返すと、とても酸化しにくい椿油は、とても劣化しにくい油です。防腐剤が入っているわけではないのに、なかなか傷まない油なのです。これは、食べる時もそうですが、肌に使うものにはとても大事なことだと思います。

防腐剤なしの無添加化粧水を使ったり、自家製化粧水を作ったりすると、品質の劣化はとても気になります。化粧水は遮光瓶《しゃこうびん》に入れて冬でも冷蔵庫にキープ。それでも、買ったものならふたを開けてから、作ったものでも完成から1カ月くらいを目安に使い切らねば……と思うと、肌のために使っているんだか、期限までに消費することが目的なんだかわからなくなるくらい、劣化は気になります。

それに比べると、常温で置いておけて、劣化しにくい椿油は保存のしやすさ、安心感という意味でも優等生です。ちなみに、大島椿に問い合わせたところ、「未開封の状態では、製造後3年」使えるとのこと。また、開封後は、保存の状態や使用状況によって一概にはいえないものの、「半年から1年」を目安に使い切るように、とのことでした。防腐剤などの添加物が入っていなくてこの持ち具合はたいしたもの。

椿油を専門に扱うサトウ椿によると、保存で大切なことの一つは、ガラス瓶に入れておくこと。プラスチックは油で劣化するためです。遮光瓶ならさらによしというところでしょう。私は、透明《とうめい》の瓶に入れたものを使っていますが、直射日光に当てないように気をつけて、ふだんは日の入らない棚の中に入れてあります。

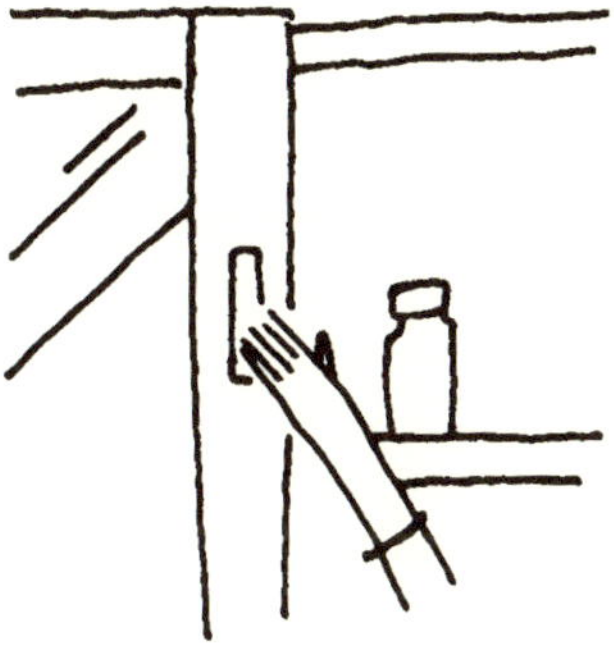

椿油でダメージケア

三重県の志摩市は、市の全域が伊勢志摩国立公園に含まれている風光明媚《ふうこうめいび》なところです。この地域は昔から海女《あま》漁の盛んなところでした。魚介類を海女さんたちが海中にもぐってとるのです。明治時代に天然真珠の採取が始まり、昭和に入ってからは真珠の養殖も盛んな志摩ですが、こちらでも、多くの海女さんが活躍しています。

その伊勢志摩を抱える三重県は、現役海女さんが日本で一番多いことでも知られます。２０１６年の伊勢志摩サミットでは、約90人の現役の海女さんが各国首脳を出迎えたとニュースにもなりました。

この海女さんたちが愛用していたのが、椿油だったといわれています。日焼けなどで肌が傷んだ時に、海女さんは椿油を体にぬったのだそうです[*15]。

調べてみると、海女さんの活躍する（していた）佐渡や久留米、そして志摩などでは、椿が有名な土地柄のところがたくさんあります。最近では町おこしで椿油を売っていることもしばしばです。椿の葉っぱはつるつるとして光沢があり、滑りがよいので、強い風で砂がふきつけられても、葉につかず落ちてしまいます。葉が砂に被われてしまうことがないので、風の強い砂地などでは、椿が防風・防砂に使われてきました。

その風よけの木になる実を拾って、乾かして搾ると油がとれるとなれば、これは一石二鳥です。とれた油は肌にすり込んだり、髪につけたり、料理に使ったり。特に日焼け、潮焼けでダメージを受けた肌にぬるとしっとりしてくるというのは、それぞれの地域で見いだされた人の知恵だったのだろうと思います。

人の皮膚の表面は脂質の膜で被われています。この脂の膜が、私たちの体の水分を保ち有害物質から守ってくれるだけでなく、保湿し、肌を弱酸性に保ち、雑菌の繁殖《はんしょく》を抑える役割を担っているわけです。この脂質が

どんな脂肪酸で構成されているかというと、40%以上がオレイン酸なのです。[*16] **椿油はオレイン酸を80%ほど含みますから、肌になじみ、浸透しやすいのです。**だから、海女さんたちもダメージケアのために、肌にすり込んだのでしょう。

海女さんたちは漁にも椿油を使っていました。志摩では、海底を見る時に、海面に椿油を落として、その輪の中をのぞいたといいます。これは、箱眼鏡やゴーグルが出る前の話ですが、気仙沼では箱眼鏡をのぞく時に反射しないように椿油を使ったといいます。[*17] 海からあがってすぐに肌にすり込めるように船にまで持って行っていたから、油が必要な時にそれを1滴海面に落として使ったのかしらと思うと、椿油がどれほど重宝されていたかが、想像できますね。

紫外線に効果あり

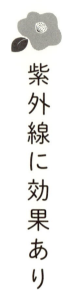

椿油は紫外線にも効果があります。海女さんたちが椿油を愛用していたのは、きっと、傷んだ肌にやさしいだけでなく、この紫外線予防効果も大きかったのでしょうね。

紫外線は波長に応じて3種類に分けられます。波長が短い方から、C領域紫外線（略してUVC）、B領域紫外線（UVB）、A領域紫外線（UVA）と呼ばれます。UVCはエネルギーが大きく、人間のDNAにも影響を及ぼす大変有害なものですが、幸いなことに大気圏の酸素とオゾンに吸収されるため、地表には到達しないといわれています。

次のUVBは、有害紫外線とも呼ばれています。オゾン層に吸収されるので、地表に到達するのは一部だけです。とはいえ、皮膚の表面に吸収されると日焼けだけでなく、皮膚がんや白内障といった疾患の原因になることもあるので、「有害」なのです。[*18]

一番波長の長いUVAは、大気圏で吸収されません。そのため、ほぼ100％

地表に到達します。けれども、皮膚に大きなダメージを与えることはすぐにはないようです。UVAに当たった肌は黄金色になりますが、ひどい日焼けにはなりません。その一方で、波長の長いUVAは皮膚の表面ではなく奥まで浸透し、シミやそばかすの原因になると考えられています。

椿油は、有害紫外線のUVBを吸収する効果があります。ですから、椿油をぬることでひどい日焼けをせずに、健康な肌の色になるために有効だと、イギリスの植物学者のダニエル・スカー博士はいいます。[*19]

ただし、椿油ではUVAは吸収されませんから、シミ、そばかすが気になる方は、椿油でのプロテクトだけでなく、帽子その他でしっかり紫外線をカットする工夫は必要です。

化粧水いらずのスキンケア

我が家の庭に生えているよもぎを有効活用しようと、時々、よもぎで自家製化粧水を作っています。作り始めて気づいたのは、意外に化粧水は傷みやすいものだ、ということでした。冷蔵庫に保管しておいても、2カ月もすると白いカビのようなものが出てきます。使い切る前に傷んでしまい、あきらめて捨てる……作っては捨て、捨てては作りの繰り返しです。

そんなことを繰り返しているうちに、常温で保管できる化粧水には、一体どれほどの保存料や防腐剤が入っているのだろうということが気になってきました。そんなものを使うのが本当に肌にいいのかしら、という疑問も頭をもたげます。

とはいっても、水分補給という意味で、化粧水をつけなければ、ただでさえひどい肌の乾燥がますますひどくなります。手作り化粧水と、防腐剤の入っている市販品を交互に使いながら、何かもう少しいいスキンケアはないのかな、と思っていた時に、洗顔後に化粧水をつけずに椿油だけでスキンケアをするというアイディア[20]に出会いました。

洗顔後、石鹸成分をすすいで顔に残った水滴を拭かずに、そのまま、ぬれた手に椿油を1滴とり、手になじませ、その手でぬれたままの顔に椿油をすり込む、というやり方です。そんなことをしたら、水と油が反発しあって、手がぬるぬるしそうだ。顔だってぬるぬるで気持ちが悪いんじゃないかしら。最初、私はそんなことを考えました。

ところが、「安全な日本の水道水を化粧水がわりに活用する」という発想は、確かにいろいろ薬の入った化粧水より安全そう。化粧水問題に頭をいためていた私にとって、この話はとても説得力がありました。そこで、ぬるつきを覚悟でおそるおそるトライ。洗顔後のぬれた手に、まずは半滴手にとりました。

洗顔後、ぬれた顔に椿油。しかも、ぬれた手に油をとって。友人たちにそう説明すると、「なんだか変な気がするけど」「油と水はなじまないでしょ」という反応がかえってきます。私もそう思っていました。

ところが、実際に手をこすりあわせてみると、不思議と水と油がなじみます。そのままぬれた顔を手でマッサージしながら油を顔から首筋までなじませます。これが不思議といい感じなのです。べたつきもなく、肌に浸透していく感じがします。ぬった当初の顔の表面は、クリームをぬった時のような強いしっとり感はあります。それが、15分ほどすると、顔の表面にあったはずのしっとり感が吸い込まれてさらっとした素肌に戻ります。

すっかり味をしめて、今では朝晩洗顔のたびに、ぬれた顔に椿油をぬるようになりました。

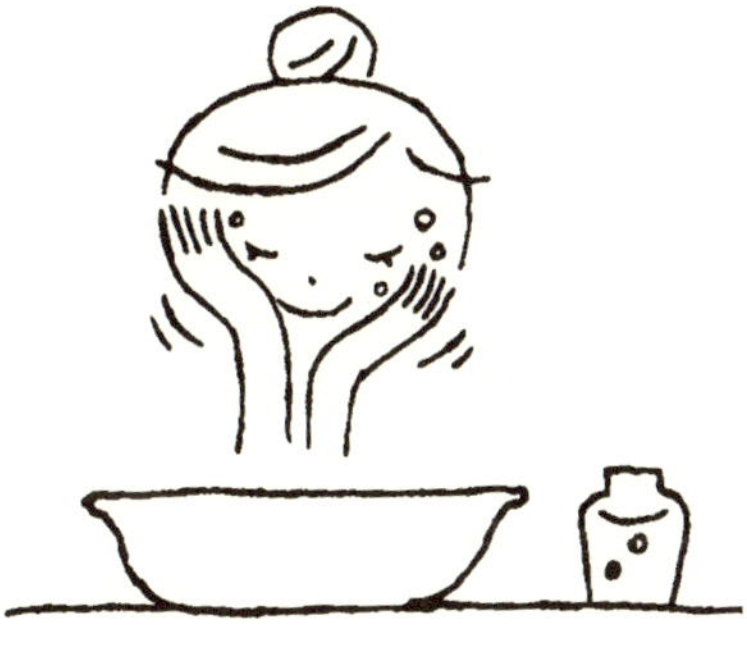

column

＊シンプルな容器が一番便利

椿農園（たっちゃん農園）を営む吉時辰己さんに話を伺った時に、椿油をスプレーの容器に入れて使っているというお話を聞いて仰天したことがあります。「スプレーって普通のスプレーですか？　詰まっちゃったりしないんですか？」。そう聞くと、「さらっとしているしね、詰まることはありません」。

おそるおそるスプレー容器に入れて使ってみました。確かに問題はありません。プッシュ式の容器ももちろん問題なし。頭皮に薄く広く椿油を行き渡らせたい時は、こうしたスプレーやプッシュボトルは便利です。

ただし、容器によっては一度に多めの油が出てくるものもありますから、初回は一度手にとって、どれくらいの油が出てくるか、確かめることをおすすめします。季節によっても必要量は変わってきますから、うまく調整しながら使ってみてください。

小さなボールがついているロールオンタイプ、複数のスプレーなどを試してみましたが、結論からいうと、1滴ずつぽとぽとと落ちてくるドロッパータイプの普通の瓶が、量の調整がしやすく、私には便利でした。半滴もあれば、夏場は十分ですし、肌が乾いてきたら2滴、3滴と徐々に増やしていくことも可能だからです。持ち歩き用、ふだん使いなど、お気に入りの容器を探してみてください。

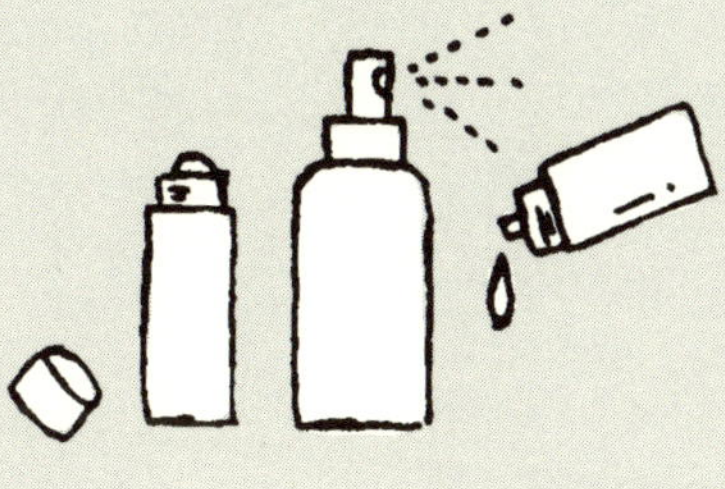

メイクの下地にも使える椿油

ＵＶＢを吸収してくれる椿油は、保湿の効果も大きい優れものです。第59代ミス大島の島津恵梨花さんのブログ[*21]にも、保湿効果の話が出てきます。洗顔後、化粧水をたっぷりつけたあとに、手に数滴とって顔全体になじませると、「しっかり保護されます！」と書かれています。

この手順でお手入れしたあとに、ファンデーションをぬれば、そのままメイクの下地として使えます。ＵＶ対策と同時に、保湿で一石二鳥。しかも、化粧水後のクリームがわりに使って、それがそのまま下地になっちゃうって……ものぐさな人にはうってつけ……というのでしょうか。

ちなみに、島津さんも化粧下地として活用しておられるようで、「化粧下地としても抜群の効果を発揮してくれます。ただし、くれぐれも付けすぎは注意して下さいね！」とのこと。確かに、たくさんつけると、顔がテカりますから、要注意です。かなりのびがいいのが椿油なので、本当に1～2滴手につけて、薄く薄くのばしていくのが正解です。

万が一、つけすぎたと思ったら、ファンデーションをぬる前に広げたティッシュペーパーを顔に載せて、全体を軽く手で押さえ、余分な油をティッシュペーパーに吸わせてしまえばあまり神経質にならずに使えます。

友人の中には、椿油の下地とパウダー状のミネラルファンデーションのみでメイクをしている人もいます。ミネラルファンデーションは、成分がミネラルで、余分なものが使われていないことが特徴です。成分がわかっていることの安心感や、いろいろなものを使っていないから肌によいという信頼が大きい商品です。化粧品の安全性にこだわって、ミネラルファンデーションにたどり着くユーザーさんが多いとか。友人も、「せっかく肌にいいファンデーションをつけているんだから、下地も肌にいいとわかっているものを使いたい」と言っていました。

粉なので、カサカサした感じになるかなと思ったけれど、「つけてからしばらくすると、肌になじんでしっとりしてくるよ、試してごらん」と言われ、最近はミネラルファンデーションを愛用中。洗顔後、水滴のついたままの顔に、季節にあわせて1～3滴の椿油をなじませ、肌がしっとりしてきたところで、メイクブラシにミネラルファンデーションをたっぷりつけて、肌につけていきます。最初は多少カサカサとした感じですが、時間とともになじんでいきます。余分な下地クリームなどもいりません。シンプルなメイクがお好みならば、おすすめの方法です。

椿油でリップケア

唇も日焼けします。肌のように黒くなるわけではないので、日に焼けたという実感がなかなか持てないものですが、実際にはダメージを受けているというパターンは多いようです。

日焼けの一つの目安が唇の乾燥です。カサカサして、皮が剥けてきたり、ひび割れてきたりしたら要注意。ひび割れから血が出てきたりすることもありますよね。皮膚が薄いので、日焼けだけでなく、乾燥にも気を使いたいところです。夏冬ともに、エアコンの効いた部屋は乾燥もしやすいので、要注意です。

UVBをカットする機能がある椿油は、リップケアにも効果があります。私は、化粧下地として肌にぬる時に、唇にも、意識して椿油をぬるようにしています。ゴシゴシすり込んでいるわけではありません。顔全体につけたあとに、指先で軽くぬっているだけです。


もともと、美容師さんに「全身カサカサ」と苦笑されるほど、私は髪も肌も乾燥がひどかったのです。我が家の子どもたちもアトピーでしたから、持って生まれたものでしょう。潤いに縁がない体質……とでもいえばいいでしょうか。そんな状態ですから、空気が乾燥してくると、唇にひび割れができてコーヒーを飲んだらカップに血がついちゃった……ということも、珍しくありませんでした。それが、化粧下地に椿油を使い始めて、唇にもちょっと椿油をぬるようになってから、唇が割れるということはなくなりました。

ただ、出先でちょっと唇がカサカサするなあという時は、日頃から高さ3cmほどのガラスの小瓶に椿油を入れて化粧ポーチに入れて持ち歩いているので、人差し指にちょっと椿油をつけてすり込んだりしています。とはいえ、外出したら、つけ直すのは口紅だけ……という日の方が多い生活をしています。

メイク落としとして

椿油で化粧を落としている……と友人に言ったら、「そうよね。オリーブオイルが原料のメイク落としがあるのだから、椿油を使ったってお化粧は落とせるわよね。なんで、気がつかなかったのかしら。椿油って髪の毛につけるっていうイメージがあるからかな」と友人が言いました。

肌に含まれているオレイン酸がたっぷりで、肌への刺激が少ない椿油。しかも、毛穴にぬっていけば、毛根の汚れも浮き上がらせてくれるパワーがあるんですもの、メイクが落とせないわけはありません。

大島椿のホームページ[*22]に出ているクレンジングの方法は次の通りです。大事なのは、乾いた手でメイクを落とすこと。また、事前に顔をぬらさないことです。水分があると、うまく化粧品となじまないからでしょう。

クレンジングの方法

①10〜12滴を乾いた手のひらにとります。
②椿油を顔全体になじませます。
③目頭から指の腹で円を描き、メイクを浮き上がらせます。
④オイルをティッシュペーパーで拭き取ります。
⑤洗顔料で洗い、すすいだあと、通常のケアを行います。

ティッシュペーパーで拭き取る時は、こすらずにやさしく、という注意書きがありますが、私は、ティッシュペーパーを広げて顔に載せ、軽く押さえるようにして全体の油を吸い取って、そのまま洗顔しています。手にたっぷり石鹸を泡立てての洗顔も一案ですが、私は、無漂白の晒《さらし》に石鹸を泡立て、それで油分を拭き取るようにして洗っています。このあたりはお好みでしょうか。

メイクの下地とメイク落としを一本化したら、鏡のまわりがずいぶんすっきりしました。それが一番のメリットかもしれません。

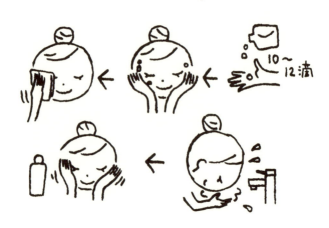

アイメイク落としにも

普通のアイシャドウやアイブロウは、難なくメイク落としの方法で落とせます。ちょっとしっかりメイクの場合は、顔全体に油をなじませたあと、もう2～3滴手のひらにとって、反対側の指で気になるところになじませていけば、ほぼなんとかなるものです。

問題は、バッチリとしっかり仕立てたアイラインとマスカラでしょう。特に、まつげエクステをしていて目のまわりはこすれないのに、マスカラはバッチリつけている我が家の娘のような場合は、きれいにメイクを落とすのは一大事です。事態はそう簡単ではありません。

アイメイクをしっかりした時、こんな時は、美容研究家のスカーレット西村さんご提案のアイメイク落とし[*23]がとても効果的でした。用意するものと手順は次の通りです。

アイメイクを落とす方法

用意するもの…椿油　水　小皿　綿棒　コットン

①小皿に少量の椿油をとります。

②コットンに水を含ませ、軽く絞っておきます。

③綿棒に椿油を含ませます。

④目元にコットンをやさしく当てます。目を閉じた時に、上のまつげがコットンの上にのる場所に置きます。

⑤目を閉じて上のまつげに綿棒をつけ、クルクルと回転させます。

⑥まつげ全体のマスカラを落としたら、反対側も同じように落とします。

⑦②のコットンに椿油を1~2滴含ませます。

⑧眉からまぶた全体にかぶせるように⑦を置き、化粧品の油分を浮かせます。

⑨まぶたに⑦を押し付けるようにして汚れを拭き取ります。

第4章

椿油で全身の保湿ケア

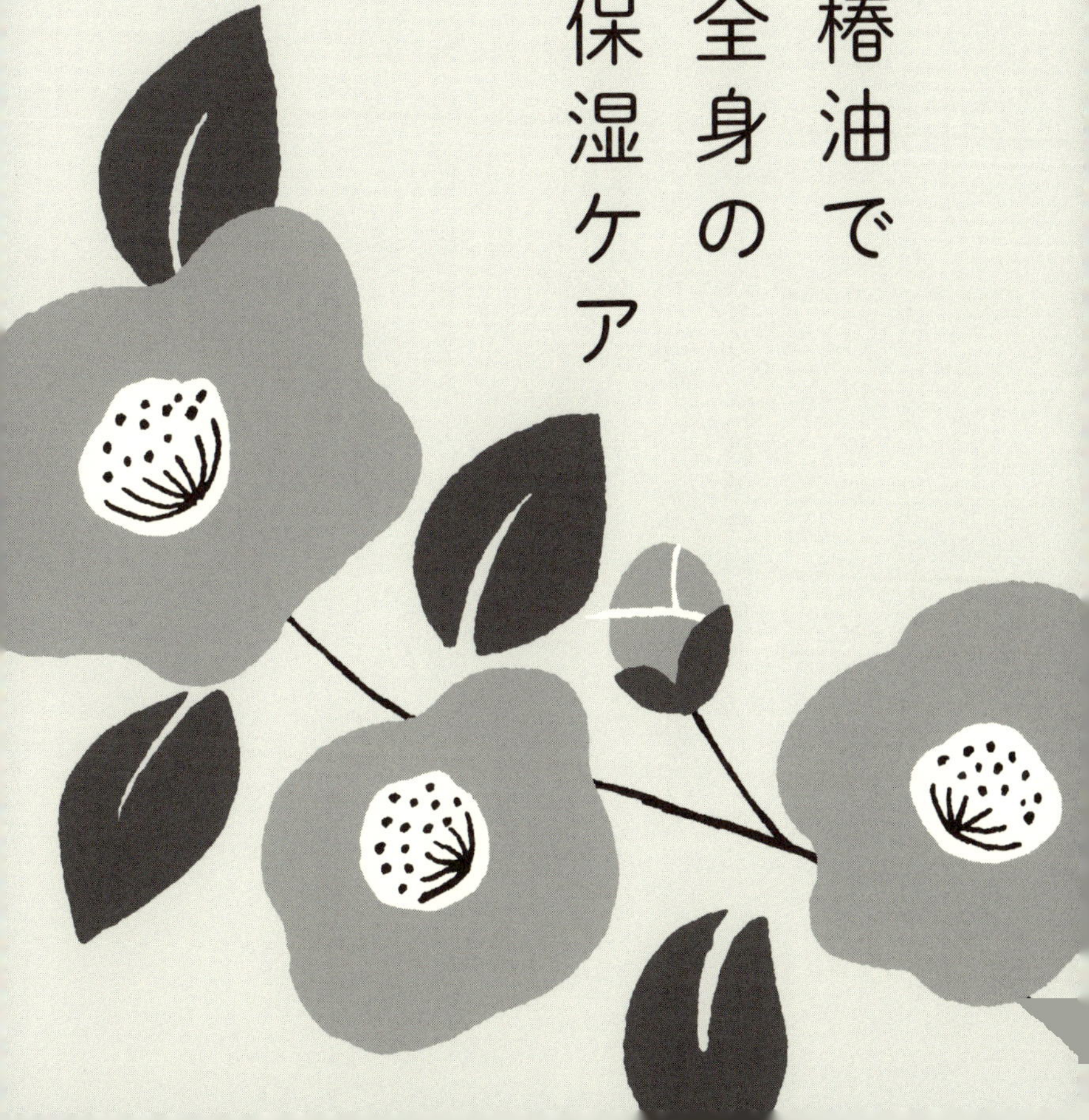

椿油でケアをすると かかともしっとり

例年、冬になると、ストッキングが伝線してしまうほど、かかとのガサガサがひどかったのですが、お風呂上がりに簡単なケアをするようにしたら、ずいぶんとかさつきが改善されました。これも、例によって、お風呂でついた水滴を拭き取らずに、そのまま椿油をすり込んでしまう方法の応用編です。


かかとは乾燥の具合によって椿油の量を調整します。コツは、お風呂上がりの肌が柔らかい状態の時に、ぬれたかかとに椿油を直接すり込むこと。

そういう意味では、入浴時だけでなく、フットバスでかかとの皮膚を柔らかくしてから、ケアするのも有効です。

マッサージに使う椿油は、夏ならば片方の足に2～3滴で十分です。でも、冬はその数倍使います。実際につけ始めると、季節によって自分の肌の状態が違うことに気づきます。その状態に合わせて、油の量を調整します。

マッサージの方法

①両手のひらに椿油をつけます。
②ぬれたかかとを両手で包むようにしてなじませます。
③くるぶしからかかとまでをよくマッサージします。
④しばらくマッサージしていると、油のべとつきが軽くなります。そうしたら足を床に置いても大丈夫です。
⑤反対の足も同じようにします。

かかとに油をなじませる時、油を多めに手にとっておいて、ふくらはぎや足の裏などに広げてついでにマッサージしてしまうのも一案です。私は、かっさプレートを使って、油が吸収されるまでの間、つま先から足首に向けて、またくるぶしの上からくるぶしにそってマッサージしています。すねはひざから足首に向けて、またふくらはぎは反対に足首からひざ裏に向けてプレートを動かすようにしています。

こうしているとだんだん、滑りが悪くなってきます。滑りが悪くなってきたら、肌に油が浸透してきているわけですから、かっさはおしまいにします。

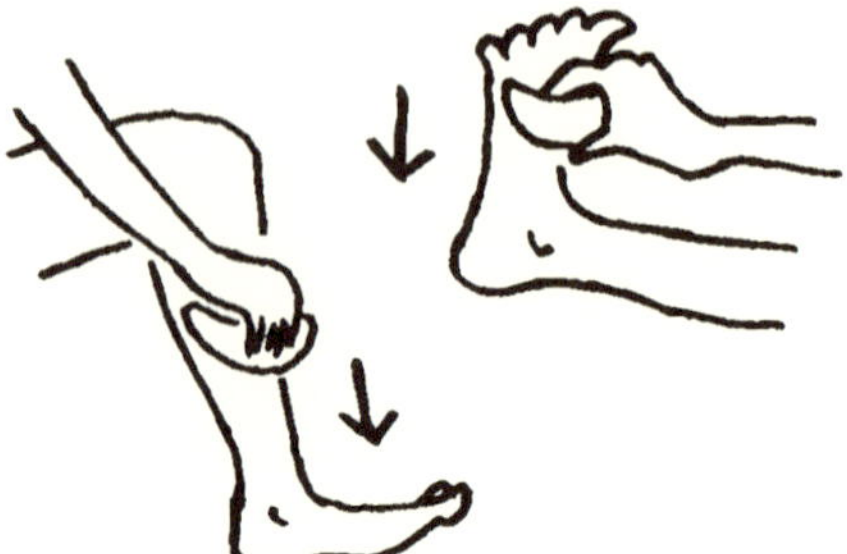

column

＊応急処置のかかとパック

本当にかかとがひどい状態だったら、一度パックしてみるといいと教えてくれたのは、アロマテラピーに詳しい友人。まずは、体を温める効果のある柑橘《かんきつ》系オイルを1～2滴入れたフットバスで足を温め、かかとの角質を柔らかくします。

その後、かかとにたっぷりオイルをぬり込んで、ラップでかかとを包んでしばらく置くと、オイルが皮膚に浸透してカサカサが落ち着くというのです。

いわれて早速椿油で試してみました。フットバスに足をつけてから、ぬれたままの足にたっぷり椿油をすり込み、ラップでかかとを巻いて待つこと20分。確かに、かかとは格段にしっとりとしました。その後、次のページでご紹介するかかとのスクラブをするとかなり効果があるように思います。

一方で、ラップにくるまれたかかとはそれなりに汗もかき、大量にぬり込んだ油でしばらくはベトベトします。ラップの量もそれなりに必要なので、応急処置としてするにはよさそうですが、日頃は入浴後にかかとにすり込むケアを続けた方が現実的かしら、という気がします。

かかとのスクラブにアレンジ

もう一歩踏み込んだケア方法として、ヘアメイクたなかけいこさんのおすすめは、粗塩と椿油で作るスクラブでの入浴中の角質ケア[*24]です。これは、大島椿がホームページで紹介している方法です。かかとは皮膚が分厚いので、アレルギーがあって塩はしみるという人でも、試していただけるスクラブではないかと思います。

かかとのスクラブの方法

用意するもの…粗塩（粒の大きめのもの、小さじ1程度）　椿油小さじ2～3　小皿

①小皿に粗塩を入れます。
②①に椿油を入れ、よく混ぜてなじませます。
③②を手にとりかかとに置きます。
④手のひら全体を使って②をかかとになじませます。
⑤1分ほど手のひらでかかとをクルクルとさすってマッサージします。
⑥ぬるめのシャワーで洗い流します。

足は一度お湯につけて皮膚を柔らかくしてからスクラブをした方が効果が

高いようです。また、ついでといってはなんですが、私はくるぶしも角質がひどいので、同時にくるぶしも角質ケア。終わったあとは、くるぶしまわりを内側から外側へと骨にそってげんこつで軽くマッサージ。これも椿油が肌についているとスムーズにできます。

スクラブ後の皮膚は乾燥しやすいので、入浴後はしっかり保湿を、とたなかさん。化粧水をぬってから、椿油で保湿するのをお忘れなく。

ひじのケア

かかと同様に角質が気になるのがひじでしょう。こちらも前項でご紹介したヘアメイクたなかけいこさんの椿油スクラブが効果あり。ただ、かかとに比べるとひじの皮膚ははるかに薄いので、かかと同様にゴリゴリこするのは考えものです。基本的には日々のお手入れを中心にして、いざという時は椿油スクラブで集中ケア……というくらいがよいと思います。

日々のケアの方法

用意するもの…椿油数滴

① 入浴直後に1~2滴の椿油を手にとります。
② ひじを曲げて、①をすり込みます。
③ そのまま手のひらでひじをマッサージします。
④ 反対側のひじも同じようにケアします。

袖のあるものは、ひじのべとつきを感じなくなったところで着てください。少量の椿油なら、吸収されるまでにさほど時間はかかりません。また、乾いて荒れている時の方が、吸収の速度は速いような気がします。

大切なのは、乾燥の気になる時期は間をあけずにこまめにケアすること

です。特に、カサカサの場合はこれは大事。そうすることで、少しずつひじに椿油が浸透していって、潤いを取り戻してくれます。

スペシャルケアのスクラブは、肌の状態にあわせて、月に1回くらいのペースで試してみてください。

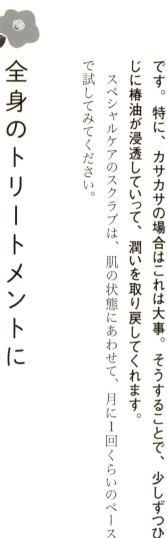

全身のトリートメントに

入浴後のトリートメントも、実はフェイシャル同様に、少量の椿油を手にとって、お湯のついたままの体になじませることで簡単に実現します。この方法は、特に乾燥の気になる季節にはおすすめです。ひざやかかとと同様に、水分と少量の椿油がうまく混ざって、全身に広がり、しっとりした状態がキープできます。

一度にたくさん使うと肌がべとつきますから、オイルを全身に広げる時は、とりあえずは1〜2滴ぬれたままの手にとってなじませ、体にすり込むようにしてみます。足りなくなったら、また1〜2滴。水分と混ざって、椿油は驚くほどよくのびます。

寒い季節は、椿油を浴室に持ち込み、湯船から出たら、その場で椿油を手にとって、かかとからマッサージを始めます。浴室でトリートメントしてしまうと、湯冷めの心配もありません。シャワーでも浴びたらその場でトリートメント。この方法で唯一不便なのは、背中のケアです。体が硬いという問題もありますが、オイルを思うようにぬれないので、ここだけはお風呂から上がるまでぬれたまま。そのまま家族にやってもらうか、あきらめて拭いてしまうかのどちらかしか選択肢がありません。

お風呂上がりに、全身をトリートメントすることで、肌の乾燥を防ぐのは、アトピーの場合にもとても大切なことです。潤いを与えるという意味でももちろんですが、かゆみの軽減という意味でも重要です。椿油はアトピーのお子さんにも使えますが、さらにしっかりケアしたい場合はアトピー用など精製《せいせい》度合いの高いものを使うのも一案でしょう。

我が家にも長年アトピーとつきあってきた子どもがいますが、夜中にかゆみで肌をかく音で、私の方が目覚めてしまう時期が長く続きました。夏の間はかきむしったところからとびひになって、ひと夏ずっとお医者さん通い、などということもありました。

椿油ひとつで、こんなに簡単な方法で潤いがキープできることをあの頃知っていたら、子どもの生活も、私の生活も多少違ったかもしれない、もう少し気持ちも楽に過ごせたのではないかなあと思うとちょっと残念。お医者さんに行って適切な治療を受けることはもちろん大切なことですが、こうして簡単に試せて、ある程度の効果を実感できるものも、試してみてくださいね。

アトピーで敏感肌の方は、使い始める前にパッチテストをしたり、精製度の高いアトピー用のオイルから始めたりすることをおすすめします。様子を見ながら慎重に使ってみてください。

マウスウォッシュに

椿油はマウスウォッシュとして使えるという記述が、台湾の椿油のメーカー金椿のホームページに出ています。

油をマウスウォッシュに使うというと、ちょっとビックリですが、これは最近流行のオイル・プリングのことでした。アメリカのオンライン医学情報サイトWebMDによると、オイル・プリングはインドでは3000年も続く伝統的な口腔《こうくう》ケア。植物油でうがいをすることで口臭や歯肉炎に効果があるといいます。

一般的にはごま油やひまわり油を使って行われますが、椿油も使えるのかな、という問い合わせが多いのでしょう。金椿のウェブサイトには、「椿油は口の中をすぐのに適しています」という説明がありました。[*25] さらに読んでいくと、オイル・プリング時に、口の中に傷があっても、椿油で口をすすいでしまって大丈夫、という説明がありました。椿油を使うことで、その傷を保護して治癒のサポートをしてくれるとのこと。皮膚のダメージケア同様、口内のダメージケアにも効果があるということです。

ただし、オイル・プリングのやり方は、書くのは簡単、やるのは大変そうです。

オイル・プリングの方法

① 大さじ1の椿油を口に入れます。
② 20分ほど椿油を口の中で動かして、口内をすすぎます。
③ ②を吐き捨てます。

初挑戦の時は、大さじ1はとても含めず、小さじ1を口に入れて5分ほど。唾液の分泌が盛んになるからか、油を捨てたあとも、口の中にベトベトした感じはありません。デンタルフロスやハミガキで歯茎《はぐき》から血が出る場合は、先にハミガキしてからやってみるといいのかもしれません。

WebMDでは、うがいの時間が長いほど効果は大きいとしながらも、最初は5分くらいから始めても、基本的な効果は出ると説明しています。「がんばりすぎず、歯の間に油を行き渡らせるような気持ちでやさしく油を動かす程度で十分」というのは、シカゴのジェシカ・エメリー歯科医師。[*26] こうすることで、口の中の微生物が油に付着して口から除去できるそうです。ただし、歯や歯茎についた食べ物などがとれるわけではないので、ハミガキの代用にはなりません。WebMDでも、引き続きハミガキはするように、と呼びかけています。

爪の保護に

そのままぬっても艶が出そうですが、電子レンジで少し温めたオイルをぬるとよいという記事を見つけました。[*27] 温めた椿油を爪にすり込んでいくことで、爪が柔らかくなるというのです。私は爪が割れやすいので、表だけでなく、裏側からもすり込んでいます。気が向いた時にこうしたケアをしておくと、爪を切る時に割れにくくなるような気がします。巻き爪の方なども、すり込んでケアしていくことで、いくらかでも爪を切るのが楽になるのではないでしょうか。

また、すり込んでいる油は、自然に爪の周辺の皮膚にも浸透していきますから、ささくれケアにも効果ありです。綿棒にしみ込ませた椿油で、爪の付け根などをていねいに磨くと効果がありそうだと思いますが、そこまではまだ試したことがありません。

マニキュアやペディキュアを常時している方は、ぜひ、オフした時に爪のトリートメントをしてみてください。簡単な割に、手指の「きれい」に貢献してくれます。

爪のケアの方法

用意するもの…耐熱性の小皿　椿油小さじ1/2

①椿油を耐熱性の小皿に入れます。

②①を電子レンジで20秒温めます。

③温めた椿油を爪にぬります。温かいうちに、手、足の爪ともぬります。

④残った油はかかと、ひざ、ひじなどにぬります。

⑤1本ずつ爪に椿油をすり込んでいきます。

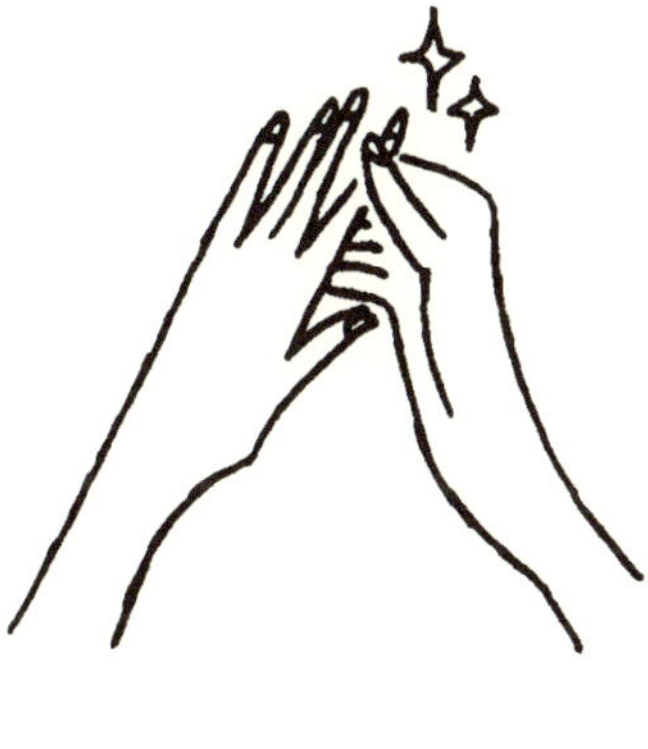

⑥かかと、ひざ、ひじなども油を浸透させるようにマッサージします。

爪の柔らかさがアップするため、切りやすくなるだけでなく、艶が出るので、マニキュアのあとのお手入れにも向いています。

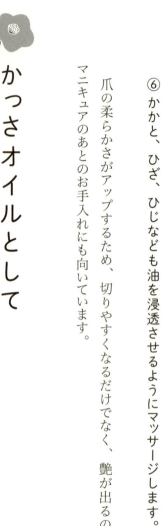

かっさオイルとして

専用のプレートで皮膚の経絡《けいらく》や反射区をこすって刺激することで、毛細血管に圧を加えて血液の毒を肌表面に押し出し、経絡の流れをよくするかっさ。[*28] 自分でマッサージをするのは難しいけれど、かっさプレートで一方向にこするのはさほど難しくないので、肩がこった、首が痛い、ふくらはぎがパンパン、などという時に、本を見ながら実践しています。

かっさプレートは100円ショップでも手に入りますし、日本かっさ協会の島田淑子先生の本などを買うと、付録として添えられていたりもします。アクリルや石のプレートは、なめらかな肌触りではあるものの、ゴシゴシこすると肌を傷つけることがあるので、マッサージオイルをぬってから実践します。

以前は、マッサージ用のオイルを買ったりしていましたが、最近は、もっぱら椿油で代用。筋肉の疲れをやわらげる効果のあるローズマリーやスウィートマジョラム、ラベンダーといったエッセンシャルオイルを加えて、*29 香りを楽しみながらかっさマッサージをしています。混ぜる割合は以下の通りです。

かっさオイルとしての使い方

用意するもの…椿油大さじ2　小皿　ローズマリー3滴　スウィートマジョラム3滴　木製のスプーン（ガラスのマドラー）

① 椿油大さじ2を小皿にとります。

② ローズマリーを3滴、スウィートマジョラムを3滴落とします。

③ 木製のスプーンやガラスのマドラーでよく混ぜます。
④ 薄く肌にのばし、かっさマッサージをします。

ベースオイルと呼ばれる油に1％の濃度になるようエッセンシャルオイルをブレンドするのが基本です。フェイシャルの場合は半分の0・5％といわれています。エッセンシャルオイルは、滴下瓶から出る1滴が0・05mlです。[*30] 体にぬる場合はベースオイル30mlに6滴、顔は半分の3滴が目安です。多いと刺激が強いので要注意。専門家に効能や使い方を確認してみることをおすすめします。

花粉の季節なら、レモンユーカリを足したり、冬はオレンジとクローブをブレンドしたりするなど、季節や気持ちの状態にあわせてオイルの組み合わせを変えるのも、お楽しみの一つです。

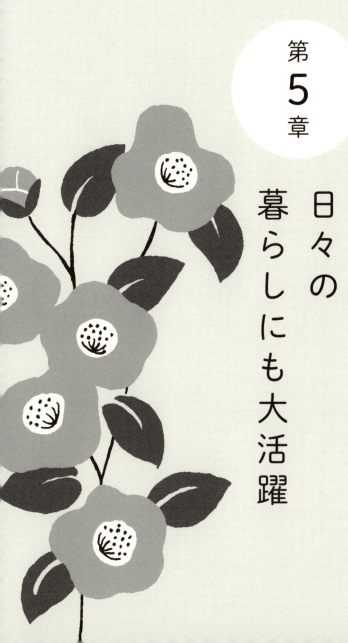

第5章

日々の暮らしにも大活躍

革製品のお手入れに

使い込んだ革の財布やバッグ。「味が出た」といえば聞こえはいいものの、手あかで黒ずんだり、艶がなくなったりして、ちょっとみすぼらしいような……。そんな時は、ぜひ一度、このレシピでお手入れをしてみてください。意外に汚れがきれいに落ちて、艶が戻り、くたびれた感じだったものが、少し元気を取り戻したような姿になること請け合いです。

革製品お手入れの方法

用意するもの…小皿　椿油小さじ1　穀物酢小さじ1　綿のぼろ布2枚

①小皿に椿油と穀物酢を入れます。分離してしまうので混ぜる必要はありません。

②綿のぼろ布1を人差し指にかぶせます。

③①のクリーナーを②の人差し指で軽く混ぜます。
④混ぜた時についたクリーナーを革製品の目立たないところに薄くぬり広げます。
⑤シミにならないことを確かめたら、指先でクリーナーを広げ、こすります。
⑥②、③を必要に応じて繰り返し、全体をこすります。
⑦ぼろ布2で乾拭きし、艶を出します。

注意事項としては、ヌバックやスエードなど、起毛のものには使えません。

また、本来の塗料《とりょう》がはげてしまっていると、シミになってしまうことがあるので、必ず最初に目立たないところにつけてみて、しみ込み具合を確認してください。

酢は主に米酢などの穀物酢を使用します。バルサミコは色が濃いので使えません。また、すし酢、土佐酢など、調味酢という記載のあるものは、酢以外の成分が入っているため、べとつきの原因になったり、場合によってはありなどの虫を呼ぶ原因になったりするので、使えません。必ず食酢と記載のあるものを使います。

靴磨きと同様で、最後にていねいに乾拭きをすることで、艶が出てきます。仕上げの乾拭きは、油のしみ込んでいないぼろ布を使って行ってください。

カビのついた革製品のお手入れに

革ジャンや靴、バッグなど、大切にしまい込んでおいたものを久しぶりに出したら、白いカビが生えていた……という経験のある人も少なくないのでは？そんな時は、重曹を使うと、楽にカビが落とせます。重曹に研磨の効果がある上に、カビはアルカリが苦手なので、重曹クリーニングはとても効果的です。

ただ、アルカリ性の重曹は、お手入れ後、そのままにしておくと、革によろしくありません。微生物同様、人間の肌も、革製品も、やっぱりアルカリが苦手なので、重曹でカビをとったあとに、以下のトリートメントをしておくことをおすすめします。艶が出て、なかなかよい具合に仕上がります。

カビのついた革製品のお手入れの方法

用意するもの…小皿　水少々　重曹小さじ1/2　椿油小さじ1　穀物酢小さじ1　綿のぼろ布3枚

① 小皿に椿油と穀物酢を入れます。分離してしまうので混ぜる必要はありません。

② 綿のぼろ布1を人差し指にかぶせ、水で軽くぬらします。

③ ②に重曹をつけます。

④ ③でカビをこすり落とします。力を入れずにやさしくカビの表面をなでる感じで十分です。

⑤カビが落ちたら、表面の重曹を手で払い落とします。
⑥綿のぼろ布2を人差し指にかぶせます。
⑦①のクリーナーを⑥の人差し指で軽く混ぜます。混ぜた時についたクリーナーを革製品の目立たないところに薄くぬり広げます。シミにならないことを確かめたら、カビを落としたところに指先でクリーナーを広げます。
⑧ていねいにクリーナーでこすります。
⑨ぼろ布3で乾拭きし、艶を出します。

あとは、革製品のお手入れ（p115）の注意事項を参考にしてください。

column

＊汚れ落とし基本のキ

重曹、石鹸、酢やクエン酸など、自然の素材を使って掃除をするようになってから、かれこれ20年以上になります。汚れ落としの化学は、汚れを大きく、酸性の汚れ、アルカリ性の汚れ、物理的な汚れ、微生物に分類するという、意外にシンプルなものです。

油汚れと皮脂汚れ、汗などは酸性の汚れ。これは石鹸をはじめとするアルカリ性の洗剤で落とします。一方、数は少ないものの、水道水のミネラル分や石鹸カスなどのアルカリ汚れは、酢などの酸を使って落とします。

泥やほこりなど、物理的にくっついた汚れは、基本的にぬらさずに、できるだけ乾いた状態で落とします。その後、しつこく残ったものをちょっと水拭きすると、ずいぶんきれいに仕上がります。

微生物の多くは熱を加えることで死滅します。また、カビはアルカリが苦手なので、重曹でこすり落とすなどの方法も。

様々な方法で汚れを落としたあとに、手あかや汚れの付着防止にワックスをかけることがあります。ワックスとまでいかなくても、油でうっすらとコーティングして汚れの付着を防ぐことは、木製品や革製品では有効です。

白木や木製の家具のお手入れに

一口に木製の家具といっても、その素材は様々です。無垢《むく》の一枚板のものもあれば、棒状の無垢材を張り合わせた集成材、合板、さらには合板の表面に薄い無垢材を貼ったものや、合板に直接プリントをしたものや、プリントした紙を貼ったものなど、表面の素材は多様です。

その上、塗装《とそう》もニスのような昔ながらの塗装から、ポリエステルやポリウレタンの塗装など、ここにもまた多様な選択肢があります。表面の加工が変わってくれば、当然お手入れの方法も変わります。ポリエステルやポリウレタンの塗装で表面が樹脂に近い状態であれば、多少水分をスプレーして拭いたり、ぬれ雑巾で拭いたりすることもできますが、無塗装の無垢ではとてもそうはいきません。

一方、ニスその他で木製素材の風合いを生かした塗装の場合は、時々、椿油でお手入れをします。究建築研究室のウェブサイト*31によると、椿油は「穏やかな艶のある滑《なめ》らかな仕上がりで、特によく乾燥した古材に塗るとアメ色の深い艶が出る」とあります。古材ではありませんが、ニスなどでざっと塗装されたものは、時間の経過とともに汚れや塗料の褪色《たいしょく》が気になります。そんな時に、よく使うのが、椿油です。

木製家具のお手入れ方法

用意するもの…小皿　椿油小さじ1　穀物酢小さじ1　綿のぼろ布2枚

① 小皿に椿油と穀物酢を入れます。分離してしまうので混ぜる必要はありません。

② 綿のぼろ布1を人差し指にかぶせます。

③ ①のクリーナーを②の人差し指で軽く混ぜます。

④ 混ぜた時についたクリーナーを木製品の目立たないところに薄くぬり広げます。

⑤ シミにならないことを確かめたら、指先でクリーナーを広げ、こすります。

⑥ ②、③を必要に応じて繰り返し、全体をこすります。

⑦ ぼろ布2で乾拭きし、艶を出します。

塗装をしていない白木はシミやムラになりやすいので、事前に目立たないところで試してしみ込み具合を確認し、全体のバランスを見ながら磨いてください。

まな板を削り直したら

まな板は木製がいい。わかっていても、木がそってしまったら、汚れてしまったら……と思うと、なかなか高価な木のまな板には手が出せない、という方も多いでしょう。私は1枚だけ、木のまな板を持っていますが、これがかれこれ30年選手。一応使える状態ではあるものの、板の表面は傷だらけですし、縁の部分は黒ずんできて、決して見栄えのよい状態とはいえません。かんなをかけて削るわけにもいかず、かといって捨てるのも……そう思いながら使い続けて今にいたってしまった代物です。

ところが、先日、近所の木工所で「まな板削ります」という看板を目にしました。連絡してみると、木製のまな板であれば、一回り小さくなるけれど、きれいになりますよ、とのことでした。早速持って行って、待つこと3日。買った時はこんなにきれいだったのかと惚れ直すような白い木肌になってまな板が戻ってきました。職人さんによると、「あと2回は削れますよ」とのことでした。

「この白木の状態で使ってしまって大丈夫ですか？」と伺うと、汚れ防止もかねて、食用油をぬり込んでから使ってください、とのことでした。「オリーブオイルなんか、どうでしょうね」と職人さん。そこで、帰宅後、家にあった食用の椿油を、軽く晒にしみ込ませて、磨いてみました。椿油に触れると、白木はたちどころに明るい飴色に変わります。けれども、木に油が浸透していくのか、まな板自体にべとついた感じはまったくありません。全体によく油を塗布してから数時間置き、もう一度、さらに油をぬりました。

こうした加工は好みかもしれませんが、薄く油を浸透させておくことで、多少なりとも水分をはじくようになりますから、汚れがそのまましみ込むのを防ぐことはできます。使用後のお手入れも、楽になります。また、おうちにある油でお手入れできることがわかっていれば、繰り返し塗布《とふ》することも可能です。

劣化しにくい油であることが、まな板への塗布にどれほどプラス要因かは正直なところわかりかねますが、食品を載せるものですから、劣化しにくい油だという知識そのものは、安心してまな板を使う上ではプラスに働いていると思います。

column

＊椿油をワックスがわりに

木製品や革製品のお手入れに、欧米でよく使われるのがオリーブオイルです。どこのおうちにもあって手軽だからかもしれません。でも、使ってみるとわかるのですが、オリーブオイルは使用後にべとつきが残ります。ていねいにすり込んでも、なんとなくペトッとした感じがします。また、革製品などは、ものによってはシミになってしまうこともあるのです。

欧米のレシピを試しながら、使い勝手が今ひとつだなと思い続けていたオリーブオイル。何か代用になるものはといくつか試してみて、一番納得がいく仕上がりだったのが椿油です。木地にすり込んでいくと、少しずつ、でも確実に木に浸透していくのがわかります。ゆっくりすり込んでいくと、白木が少し飴色がかってとてもきれいに仕上がります。

オリーブオイルに比べると、磨いたあとの手触りがさらっとべとつかないのもポイントが高いです。革製品は、コットンになじませたもので、目立たないところから。これもオリーブオイルよりシミになりにくいように思います。

家の外壁に椿油!?

古い家を洗った時に、家の外側に椿油をぬるという使い方があるそうです。こうした作業をするのは「洗い屋」さん。古い家の白木のシミや汚れを灰汁《あく》とささら（細い竹の束。中華鍋を洗うのにも使います）などで洗い、油拭きで仕上げるという昔ながらの家の大掃除を担う業者さんです。

その一つ、洗い屋「春」さんのウェブサイト[*32]によると、こうした手法は大阪で始まり、全国に広まっていったのだそうです。もともと「農家の農閑期の副業」として行われていたと伝えられています。「口伝によって伝えられてきた伝統技法」のため詳しい文献などは残っていないということです。

ところが、同ウェブサイトと有岡利幸さんの『つばき油の文化史』[*33]の話を総合すると、どうやら家の中の木造部分に灰汁をしみ込ませることで木が柔らかくなって、汚れが浮き上がるということのようです。出てきた汚れをささらなどを使ってこすり落とし、水ですすぎ、その後、酸性のもので引き締め、最後にもう一度水洗い。その後、ワックスがわりに椿油を使うのでしょう。

家の外は、木の外壁を守るために、昔ながらの紅柄《べにがら》を防腐目的でぬって仕上げるのですが、その際、木材に雨露がしみ込まないように、不乾性の椿油をぬって仕上げるのだそうです。劣化しにくい油を表面にぬることで、雨の浸透を防ぐだけでなく、紫外線による劣化、変色を避ける目的もあったに違いありません。現在「家の外回りに劣化防止のために椿油をぬる業者がどれくらいいるだろうか」と有岡さんは書かれていますが、建築材料で検索してみると、自然塗料として、室内の仕上げなどにも使われているようです。あまり意識されていないけれど、実はいろいろなところで、使われてきているのですね、椿油。

将棋の駒と漆の話

将棋の駒のお手入れにも、実は椿油が使われます。日本将棋連盟の公式ホームページ[*34]の「棋具に関するご質問」のページにも「椿油」がご指名で登場するのですから、お墨付き中のお墨付きなのでしょう。なぜ、椿油なのかしらと思ったら、どうやら駒はつげでできたものが多いからのようです。つげというのは、そう、最高級の櫛の材料にもなる木です。つげ櫛を椿油でお手入れするのですから、つげの駒を椿油でお手入れしてもなんの不思議もありません。

日本将棋連盟によると、基本的な駒の手入れは手ぬぐいなどの柔らかい布での乾拭きだとしながらも、「買ったばかりの駒は椿油などで、磨いたりするのも一つの方法です」と紹介しています。「但し、椿油のつけすぎには十分注意を払ってください。おおよそ、柔らかい布に1滴～2滴をつけ、それですべての駒を磨くことができます。それも年に1、2回程度で十分です」とのこと。

一方、将棋駒屋さんの中には汚れがついた時に、布に1滴つけてそれで汚れをこすり落とすとよいという提案をしているところもあります。いずれにせよ、とてものびのよい椿油は、フェイスケア同様、1滴の効果がとても大きいので、たくさん使う必要はありません。

私は、椿油は漆《うるし》のお手入れに使われるという話をどこかで聞いたことがあるように思っていたのですが、長く「将棋駒研究会」を主催してこられた北田如水さんのブログ[*35]を読むと、どうやら椿油はあまり漆にはよくないようです。北田さんによると「乾性油は表面に膜を張り撥《はっ》水《すい》性に優れます。不乾性油の椿油は駒木地内部に浸透し乾くことはありません。漆に剥《はく》離《り》を引き起こすのはこの特性によると考えられるのです」と、椿油でお手入れを続けていると、漆がはがれることがあるのを警告しています。

囲碁将棋専門店のめぐみ堂のウェブサイト[*36]の将棋駒のお手入れにも「彫埋の

駒だけは、椿油でまめに磨きますと駒木地《こまきじ》と字の漆との間に椿油が浸み込んで入り込み、漆を浮かせてしまい、結果的に漆をはがれさせることがあります」とあるので、漆に椿油は使わない方がよいでしょう。

駒のお手入れの場合も、ベトベトになるほどつけると、漆の剥離といった問題が起きることを考えると、日本将棋連盟のいう通り、1〜2滴ですべての駒を磨くくらいで十分のようです。過ぎたるは及ばざるがごとしというところでしょうか。

蝶《ちょう》番《つがい》や和家具の金物に

漆は剥離してしまう心配があるので使えませんが、乾きにくい油だからこそ役に立つこともあります。例えば、蝶番や金具の滑りをよくするには、乾きにくく、固まりにくい椿油が向いています。

特に鉄の場合は、椿油をぬっておくことがさび止めにつながりますし、飾りとして見た時には艶を出すのにも効果的です。岩手にある民芸家具のメーカー岩谷堂箪笥[*37]でも、家具に使われている鉄の部品のメンテナンスには、適度な油の使用を薦めています。同社のウェブサイトには、さびの防止になるだけでなく、艶出しにもなることから、少量の椿油などを表面にぬって、柔らかい布でしっかり拭くとよいとあります。特に南部鉄器などで作られた箪笥の金具のお手入れには椿油を推奨していて、こちらでは南部鉄器金具メンテナンス用椿油も販売されています。

蝶番や和家具のお手入れ方法

用意するもの…綿のぼろ布2枚　綿棒　椿油

①椿油をぼろ布1に1~2滴つけます。

②①で金具をていねいに磨きます。

③蝶番のように動くものは椿油をしみ込ませた綿棒で可動部分を拭きま

す。

④ぼろ布2で乾拭きして仕上げます。

刃物のお手入れに

鉄のさび止めにという意味でもう一つよく知られる用途は、刃物です。日本刀は玉鋼《たまはがね》といわれる鋼でできていて、といだあと、保存する時に椿油がつけられたといわれます。[*38] 丁字油《ちょうじあぶら》といって、椿油に丁字油を配合したものが使われていたといった記事も、インターネット上では散見されます。『つばき油の文化史』の著者有岡利幸さんは和包丁も、ステンレスでなければ、「よく拭いて椿油をぬって手入れをしておくとピカピカでさびない」と書いておられます。

一方で、姫路市で刃物店を営む山下刃物店の山下善啓さんは、刃物には椿油がベストという情報に疑問を呈するお一人です。昔は確かに椿油がベストだったかもしれません。でも、現在では「椿油を超える防錆性能を持ったモノは色々ある」ので、椿油万能説を鵜呑《うの》みにしないように、と警告します。

真剣を扱う専門家に伺ったところ、「かつては椿油に丁子の香りを足したものが使われていましたが、現在は鉱物系の油が主流です」とのことでした。刀剣油として知られる太田勝久商店の御刀油は、透明な現物を見る限り、見慣れた黄色っぽい椿油とはかなりかけ離れた感じがします。この油を販売しているお店でも鉱物系の油がよいと言っているということですから、現代の刀剣やナイフのお手入れのベストチョイスは椿油とはいえないでしょう。椿油のあとに日進月歩の技術でさらに優れた油がたくさん出てきているというのが現実だと思われます。

日常の刃物のお手入れに

日本刀の販売で知られる銀座刀剣柴田の刀剣のウェブサイト[*39]を見ると、日本刀のお手入れについては、「四～六ヶ月もたつと油は乾燥してしまい錆の原因になります。三ヶ月に一回は新しく油を塗りかえてください」とあります。銀座刀剣柴田で扱っている刀剣油が前出の太田勝久商店の丁字油であることを考えると、かの有名な太田勝久商店の御刀油でさえも、半永久的な刀剣油ではないのかもしれません。

一方で、例えば出刃包丁や刺身包丁のお手入れを日常的にするなら、食べ物に触れる道具の手入れは、鉱物油より食用にも転用できる椿油の方が安心です。鉄製の出刃包丁や刺身包丁の出番が1年に1回となると話は別かもしれませんが、数カ月に1回は使って、そのたびにぬり直すということであれば、椿油で事足ります。食品に使う道具の場合は、頻度《ひんど》高く使ってそのたびにちょっと油をぬっておくという程度のものならば、様子を見ながら椿油を使うという手もあるわけです。

たいした料理のできない私は、包丁はステンレスのものを毎日使っているので、包丁類でさびの心配に遭遇《そうぐう》したことはありません。我が家の一番の問題は、鉄製の園芸用のはさみです。これは、うっかりするとさびが出てしまうので、使い終わったら椿油をぬるようにしています。油をぬる時は、銀座刀剣柴田のウェブサイトで推奨《すいしょう》されているように脱脂綿に2滴ほど椿油をたらして、刃の裏表を拭き、ついでにはさみの留め具をあわせて拭くようにしています。

大事なのは万能の油を探すことではなく、それぞれの用途にあわせたものを使い分けることでしょう。高価で絶対にさびなどよせつけたくない日本刀であれば、椿油はベストではありません。高価で大事なものに使うには、まずは現在の主流のお手入れ方法を確認していただくことをおすすめします。

一方で、例えば食べるものに使うから、植物油の椿油の方が安心だ、とか、機能を優先して他の油を試してみようといった具合に、自分で判断の基準を持つことも大切でしょう。私個人は、万能ではないにせよ、ちょくちょくぬり替える刃物用として椿油は重宝しています。

第6章

椿油を食べてみよう

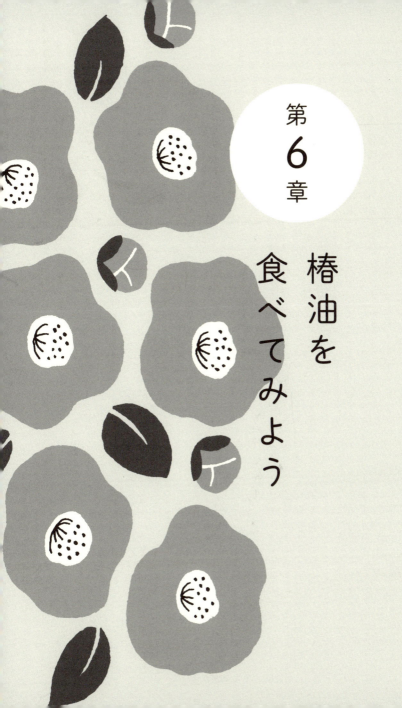

椿油はもともとは食用？

初めて食用の椿油の存在を知ったのは、「金《きん》麩《ぷ》羅《ら》」という特別な天ぷらの話を聞いた時でした。江戸時代からある金麩羅は、いくら食べても胃もたれしない、軽い口当たりのとてもおいしい天ぷらだった、という話です。その金麩羅を作るのに一番大事なのは天ぷら油。椿油はその天ぷら油として使われていたのだ、という話でした。

江戸時代に高価な油をたっぷり使えたのはお金持ちですから、将軍とか大名といった人たちが中心だったのでしょう。当時から、菜種油などよりはよほどよい油として、椿油の評価はとても高かったのだとか。

椿油の原料は、日本国内あちこちに生えているヤブツバキです。秋口、十五夜すぎから地面に落ちた実を拾い集め、天日でていねいに干したものを搾って作るのが椿油です。桜島や富士山麓では防風林として家や畑のまわりに植えられていたといいます。「火防《ひぶせ》」といって、火事よけに植えられることもあったとか。つまり、椿はごく普通にどこにでもある木だったのでしょう。

実が落ちたらそれを拾って買い取りにきた業者さんに渡せばちょっとした現金収入になるというものだったようです。もちろん、家で搾って油に使うことも多かったそうですが、おいしい椿油にするには、しっかり濾過《ろか》することが大事だったのだとか。

その昔、庶民はソテツやシュロを重ねてフィルターがわりにしたそうですが、そうすると、搾りかすが沈殿《ちんでん》し、早晩臭いがしてくるのだそう。和紙できちんと濾過して純度を上げることで、本来の香ばしい香りで傷みにくい椿油ができるわけですが、当時の人びとには濾過のための和紙なんて、そう簡単には手に入らない高級品だったのです。

もちろん、今手に入る食用の椿油は、将軍や大名が堪能した椿油に勝るとも劣らない高純度のものです。椿油は食用に使うのがベスト！　というのは、桜島で椿農園を営み、椿油の販売をしている吉時辰己さん。

そういえば、安達瞳子さんの本にも椿は日本が北限でアジアに広く生育するけれど、その油を化粧や髪に使っているのは日本くらいで、「中国の油茶を始めとする（中略）東南アジアの椿油は、食用が多い[*40]」と書かれていました。となれば、食べてみないわけにはいきません。

店頭では買えない幻の油

「椿油を食べてみたい！」そう思ってはみたものの、一体、食用椿油はどこで買えるのでしょうか。なにしろ、スーパーでも、自然食品店でも、店頭で椿油など見たことがありません。

まわりに聞いても「え!? 髪に使う椿油って食べられるの?」という反応ばかり。食用のものがあることすら、知っている人はほとんどいないようでした。食料品店で「椿油を」と言うと、困ったような顔で「ドラッグストアに行かれては」と言われてしまう始末です。

都内であちこち探してみたものの、自然食品店や輸入食材を扱う高級食料品店といわれるようなところにも見当たりません。現物を店頭で買うのは、不可能に近いという結論に達しました。

日本には食用の椿はなくなってしまったように見えますが、それはあくまで庶民の日常的な食生活での話のようです。実際には、高級料亭や旅館など、特別なところでは使われているのが椿油。天ぷらの油として、またドレッシングとして使われることも多いそう。

「椿油を使っているというだけで、料理の価値がグンと上がるんですよ」と言うのは、様々な椿油を卸しているサトウ椿の佐藤秀幸代表取締役。美しい椿の花は高貴な花として人びとに好まれ、その高貴な花の実からとれた椿油はことのほか珍重されたのだろう、とのことでした。

全国の都道府県の食生活をまとめた『日本の食生活全集』でも、「越賀では、椿油が高級な油として大切に使われている」[*41]とありますし、高知でも「髪油や大工道具のさび止めにするが、揚げものに用いることは、貴重すぎてめったにない。せいぜい祝いごとか法事などの料理をつくるときぐらい」[*42]と記されています。長く親しまれてきた油ではあっても、菜種油のように庶民的なものではなく、高級な油だったことがわかります。

「買おうと思ったら、産地の特産品などの店に行かないと、手には入らないでしょう」という佐藤社長の言葉通り、現在では食用としては、一般の流通経路にはほとんどのらない幻の油です。

食用椿油はネットだと手に入りやすい

店頭では見当たらないとはいっても、このインターネットの時代、ネット通販ならば見つかるだろうと思いつき、「食用椿油」で検索してみました。すると、長崎、鹿児島を中心に地場産業として椿油の製造販売が行われているところが出てきました。一見したところ、離島や海の近くで生産されているようです。これは、椿が防風林、防砂林として利用されてきたことと考え合わせると、納得がいきます。風よけだけでなく、見た目にも美しく、実までいろいろに使える椿は、植えてお得な木だったに違いありません。

インターネットの通販でも、どうやら主流は化粧用、髪用のようです。もしかしたら、髪用としてあまりにも有名になりすぎたために、髪につけるものをほしがる人が多いのかもしれません。

ただし、実際に問い合わせてお話を伺ってみると、食用と化粧用は基本的に同じ、と説明してくれるところもありました。「食べられるものだから、肌に使っても大丈夫なんですよ」というのが大方の説明でした。そうはいっても、表記上食品になっていないものは、食べることを前提としてはいませんから、こちらの判断で勝手に食用に使うことはおすすめできません。やはり、食用と明記されているものを購入したいものです。

食用の椿油は、個々の農家さんやメーカーが販売しているところと、自然食品店などで扱っているところの2パターンがあります。仕入れて売っている自然食品店ならば、複数の椿油を扱っているところも多いので、選択肢が多いのが利点です。

最終的には、お値段と送料との相談というところでしょうか。地域おこしで作られている椿油は、基本的にはヤブツバキの油です。干し方、搾り方など、それぞれの地域ごとにかなりのこだわりを感じます。おそらく、クオリティー的には粒ぞろいでしょう。

食用椿油の強みは、1本買ってしまえば、食用にも、他の用途にも使えるところです。大容量のものが手に入るなら、お得度はさらにアップ。私はとりあえず900ml入りのものを2本購入し、友人と1本ずつ使うことにしました。まとめ買いをすることで、送料が割引になったり無料になったりということもありますから、このあたりも要チェックです。ぜひ、万能な椿油をお得な方法で入手してください。

我が家に届いた900mlの椿油はそれなりの大きさの瓶に入っていました。毎日使うには大きすぎると思うほどの大きさだったので、ふだんの使い勝手を上げるために、ガラスのオイル・ビネガーボトルに小分けしました。軽くて持ちやすい上、瓶の傾き

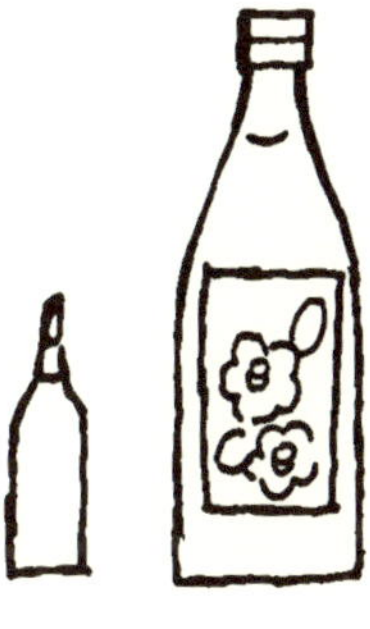

を変えて油の出る量を調整できるので、とても便利です。これも、500〜600円からインターネットで購入できるので、あわせて買っておくと便利です。

column

＊椿うどん

先日、新潟物産館に行った時に、真っ赤な椿の花の絵のついた袋に入った「椿うどん」を見かけました。袋には「椿入り」「こしひかり使用」と書かれています。新潟県に自生する雪椿（といっても花は赤いのですが）は、新潟大学のキャンパスにも多く生えているそうで、その実から搾油した雪椿油の利用を進めるプロジェクトが新潟大学工学部を中心に展開されているそうです。その一環として民学共同で作られたのが椿うどん。こしひかりの米粉を使ってもっちり感を出すなど、新潟ならではのアイディアで作られたうどんです。

椿油の産地、長崎県五島地方でも、うどんの製造に椿油が登場します。ただし、こちらは練り込むというよりは、椿油を表面にぬって艶と滑りをよくしたうどんが中心です。のどごしがよいので、冷やしたうどんに向いているとのこと。

また、おかきを揚げるのに椿油を使うことで、からっと軽い食感に仕上げるといった使われ方もしているようです。椿揚げ、島の煎餅などと呼ばれる椿油のおかきは大島産。椿油というと、瓶に入った油そのものばかりを連想してしまいますが、実はこうやって、食品加工にも多用されているのですね。

ネットでお取り寄せできる食用椿油

ちょっと買ってみようという方のために、いくつかお店を挙げてみました。こちらに挙げたお店がすべてではありませんが、一つの参考にしていただければと思います。

●大島椿

http://www.oshimatsubaki.com/oil/kinpura

いわずと知れた椿油専門メーカー大島椿。食用椿油は「椿の金ぷら油」という名前。もちろん、ドレッシングなど生でも使えます。天然国産椿１００％の食用油です。

●サトウ椿

http://www.sato-tsubaki.co.jp/net/delichie.htm
国産椿油と油茶油の食品用カメリア・オイルを扱っていますが、国産椿油に米油とオリーブオイルをブレンドした「フォンデュオイル」という名前のブレンドオイルも一緒に売っています。

●たっちゃん農園

http://www.tsubaki-oil.jp/products
鹿児島は桜島で椿農園を営んでいる吉時辰己さんのお店。農園で育てた桜島産の椿油で、食用と化粧用があります。1年に1時期しか収穫ができないので、売り切れごめんの貴重品。商品の出来具合などはブログでチェックできます。
http://www.tsubaki-oil.jp/category/blog

●鈴田峠農園

http://st-nouen.com/item/tominagaseiyu002/

長崎県産の農産物を中心に扱っている鈴田峠農園さんで売っているのは、五島地方で古くから製油所を営む富永製油所の椿油。ホームページには「椿は、長崎県の契約農家が栽培しています。富永製油所の富永さんが昔ながらの製法で絞っています」とあります。９００mlとたっぷり入っているので、いろいろに使えます。

●（株）椿

http://www.tubaki.co.jp/

伊豆大島に本社のある椿油のメーカーさん。非加熱製法といって、国産のヤブツバキの種を蒸したりしないで搾っているということで、「生の椿油」という名前の食用エキストラバージン椿オイルを扱っています。

自家製椿油は作れるもの？

精製度の高い油を作るのが難しかったことから、昔から知る人ぞ知る高級油だった椿油。ゆっくり精製するには一度搾った油を目の詰まった布製の袋に入れて、油がしたたり落ちるのを受けるという方法がよいそうです。方法はとてもシンプルな上に純度の高いよい油はとれるものの、恐ろしく時間がかかるのが難点です。こんなことをしていたのでは、どうやっても量産はできません。このあたりが、椿油の業者さんが減って、普及しなかった原因なのでしょう。原料は簡単に手に入るけれど、工程の手間が半端じゃなくかかるのが、高級油たるゆえんです。

とはいえ、近所に落ちている椿の種を拾ってきて蒸し、圧搾《あっさく》すれば、自家製油も決して夢ではありません。というわけで、農家向けの雑誌「現代農業」（農文協）では過去にも何度か椿油の搾り方に関して特集しています。紹介されているのは、土間の柱に、シュロの袋に入れた椿の実と固い板2枚を結わえつけ、棒をまわして縄を巻いて搾っていく、などという原始的な方法から、油屋さんから中古の搾油機を貰い受けて搾油するという王道の方法までいろいろです。

ちなみにAmazonで搾油機を探してみたところ、2万〜15万円くらいまで、いろいろなタイプのものがありました。ちょっとやってみようかなという方は、次のような手順でお試しください。ポイントは、とにかくしっかり天日に干すことのようです。

椿油を作る方法

①実を拾います（棒などでたたき落として拾う手もあります）。
②種を取り出します。
③天日に当てて乾燥させます。

④ 種が黄色くなったら種を粉砕《ふんさい》します（できるだけ細かくたたき割ります）。
⑤ 蒸します。
⑥ 搾ります。
⑦ 和紙で油を漉します。

蒸す工程は入れる方法と入れない方法があり、入れないでそのまま搾るコールドプレス（冷たい状態で圧力をかけるという意味）で搾る業者さんもいるようです。ちなみに搾りかすは、業者さんに搾ってもらった場合でも、みなさん持ち帰るそうです。布袋に入れてお皿洗いに使ったり、髪を洗ったあとにお湯に入れてリンスがわりに使うなど、まだまだ役に立つからです。椿油は最後まで無駄なく使える優れものなのです。

第7章

椿油お料理集

やっぱり天ぷら

全国に椿油や油茶油を卸販売しているサトウ椿の佐藤秀幸代表取締役によると、日本では、料理に椿油を使っているというだけで、その料理の格がぐっと上がるものなのだそうです。「日本書紀」の時代から、神々しいありがたい花、高貴な花として愛でられてきた椿。そこからとれる油だというだけでも、「十分に格調の高い油なんです」と、佐藤社長。しかも、オレイン酸の含有量が高いので、健康にもよいとなると、高級料理店で珍重されるのも、当然といえば当然でしょう。

椿油の主な用途は、やはり揚げ油です。代表格は天ぷらですが、椿油を使った天ぷらは、黄金色で美しいことから「金麩羅」と称されるほど、他の揚げ物とは一線を画した存在だとのことでした。ちなみに、２０１５年にミラノで行われた食の祭典ミラノ万博で、日本は世界に和食をアピールしましたが、そのミラノ万博に出展した日本食の美濃吉の天ぷらには椿油が使われていたとか。

家庭でやっても違いがわかるかしらと、私も入手した椿油で金麩羅を揚げてみました。ふだんあまり作らないので、私がやってもちゃんと揚がるのかしらと半信半疑でしたが、私がやってちゃんと揚がればド素人でも大丈夫という証明にはなるかもしれないと、天ぷら粉を買ってきて試してみました。

まず、驚いたのは、油がはねにくいことでした。私が驚いていると、揚げるネタにもよるでしょう、と、母。とりあえず、かき揚げを含む野菜、そしてエビはほとんどはねずに、つまりやけどが怖いという心配をせずに、揚げることができました。

からっと揚がるのにもビックリ。からっ、さくっと揚がるというのは、インターネットや本でも読んで知っていましたが、それは上手な人が揚げるからでしょ、と思っていたのです。でも、素人の私でも、かなりさっくりおいしく揚がります。

ちなみに、長崎県の五島地方で好んで食べられているのはさつまいもの天ぷらだといいます。椿油だと「からっと揚がる。たまにつくると子どもたちは待ちきれずに、揚がるそばからつぎつぎと食べてしまう[*43]」ほどだとか。

確かに、実際に食べてみると私でも意外に量が食べられます。「からっ」「さくっ」として、胃もたれしないというのはこういうことかと実感しました。はねない、べたつかない、もたれない……三拍子そろった金麩羅。食べすぎれば太りますから、その点は要注意ですけれど。

椿油はお得！

油は酸素や温度、湿度、調理する食品のpHや金属イオン、光に影響されて、徐々に劣化していきます。劣化していくと、味が落ちたり、臭いが出てきたり、果ては食べるとおなかの具合が悪くなったり……ということが起こります。

特に酸化に大きく影響するのが空気中の酸素です。また、油の酸化は温度が高いほど早いのだそうです。調理に使った揚げ油などが常温の油より劣化しやすいのはそのためです。油を空気中に長時間放置しておくと、油に含まれる不飽和脂肪酸が酸素を吸収して劣化していくのです。

例えば、揚げ物に使った油は、高温にさらされて劣化します。同じ揚げ油を繰り返し使っていくと、2度目はともかく、3度目はからっと揚がらなくなってしまうのはこの劣化のためです。べとついた口当たりだけでなく、香りも今ひとつ。劣化がひどくならないうちに使い切ろうと、慌てて炒め物を作る……なんていうことも。劣化の度合いを気にしながら、古い油を消費するために調理をするのは面倒なもの。でも、それが嫌なら使った油は固めて廃棄《はいき》するしかありません。

そう考えると、大量の油を使う揚げ物は、とても贅沢《ぜいたく》な料理です。その後の油の処理やべとついたキッチンを掃除する手間の面倒臭さも手伝っていつの間にか揚げ物は我が家のメニューからはずれてしまっていました。

その我が家で天ぷらをしたのは、天ぷら好きの母がやってきて夕食を作ってくれたから。けれども、お鍋に残った大量の椿油を見た時、私は暗澹《あんたん》とした気持ちになりました。もったいない！

酸化しにくいという話だったので、残った油の半分を調理用にガラス瓶に残し、残りは揚げ物で再利用。ところが、これが、驚くほどからっと揚がったのです。調子にのって、同じ油で3度目の揚げ物に挑戦。油の量が少なくなってきたので、さすがにちょっとこげましたが、揚がり具合は問題なし。結局、油は捨てずに使い切ってしまいました。

調理用に残した油は、炒め物だけでなく、サラダのドレッシングなどにも使ってみましたが、そこそこ問題なく、食べられました。くせのない油だということもあるかもしれませんが、いつの間にかおいしく使い切ってしまいました。

栄養補給に椿油をひとさじゴクリ

桜島では、「昔はスプーンで椿油を飲んでいた」と言うのは、たっちゃん農園の吉時辰己さん。健康維持にひとさじ飲むという話は中国の山岳部の話としてイギリスの新聞でも取り上げられていました。中国で飲まれているのは、ヤブツバキではなくサザンカの仲間の油茶から搾った油茶油です。椿油、油茶油と名称は変わりますが、基本的な油の性質は変わりません。椿油、油茶油全体を指してカメリア・オイルと総称すると、サトウ椿の佐藤秀幸代表取締役。

薬膳では油茶油は血液の汚れをとり、便秘を解消する効果があるといわれます。「昔はそれほど肉を食べなかったので、油分の補給が足りなかった。油分の補給という意味で飲んだんでしょうね」と吉時さん。ベジタリアンの人などの油分補給にもよさそうです。オレイン酸をたっぷり含んでいますから、潤い補給も期待できます。

そういえば、以前、聖路加国際病院名誉院長を務めておられる日野原重明先生にお目にかかった時、健康のために毎日オリーブオイルをスプーンにひとさじ、オレンジジュースに入れて飲んでいると言っておられました。早速真似して飲んでみましたが、口の中に広がる油のべとつきに我慢できず、途中で断念してしまいました。オレンジジュースのかわりに紅茶に入れてみたり、スプーンでそのまま飲み込んでみたり、私なりに工夫はしてみたものの、飲んでしばらく口に残る油っぽさがどうしても乗り越えられませんでした。

その日野原先生のオリーブオイルにひらめいて、「毎朝ひとさじ椿油を飲んでいますよ」とおっしゃるのは、加熱せずに椿油を搾る独自の製造方法を開発した（株）椿の日原行隆代表取締役社長です。オレイン酸には血管を柔らかくする効果があるので、抗老化作用もおおいに期待できるとのこと。１００歳を超えるまでお元気だった日原社長のお母様も、何年も毎朝ひとさじの椿油を続けていらしたとか。

オリーブオイルでくじけた私も、勇気をふるって再度スプーン１杯に挑戦してみました。さすがにべとつきの少ない椿油は、オリーブオイルほど口の中が油っぽくはなりません。我慢できないというほどではないものの、飲みやすいとも思えず、最近は、毎朝果物や豆乳に少量の椿油を入れてスムージーにして飲むようにしています。多少の工夫は必要かもしれませんが、いろいろ効果の期待できる椿油。ぜひ、一度試してみてください。

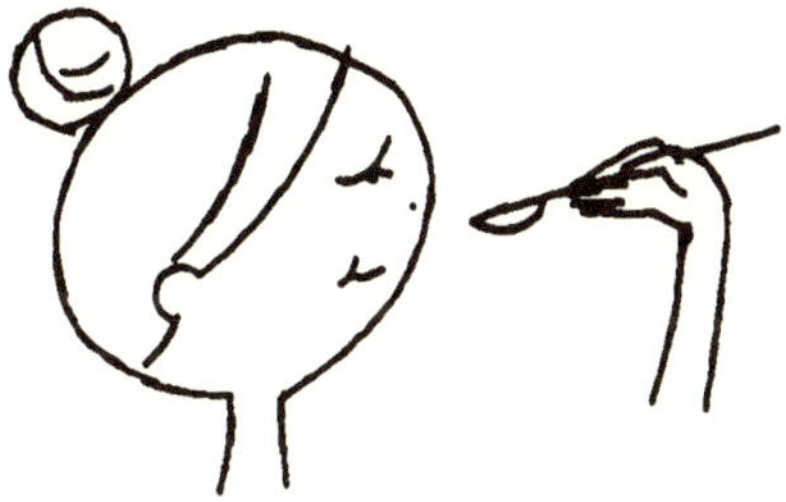

たこの唐揚げ

おすすめの食べ方は……と聞いて、椿農園を営む吉時辰己さんの口から最初に出てきたのが、「そりゃあ、たこの唐揚げでしょう」でした。『日本食生活全集』（農文協）の「伝承される味覚」によると椿油を揚げ物に使うという話は、長崎県五島のさつまいもの天ぷらをはじめ、三重でも、高知でも出てきます。からっと揚がって胃もたれしないのは、天ぷらでも唐揚げでも、同じこと。揚げ物にはうってつけの油だということでしょう。

地元でとれたてのたこを唐揚げにしてビールと一緒にいただくのは、農作業のあとの至福のひとときだと吉時さん。「夏バテに一番効くよ」ということでした。作り方はいたってシンプル。たこの唐揚げというと、ニンニクやショウガでしっかり下味をつけたものが多いように思いますが、吉時さんに言わせればそんなものは必要なし。もちろん、地場のおいしいたこだから、ということは大きいと思います。でも、実際に自分で揚げてみると、素材のよさと同時に、くせがなく素材の味を生かす油のパワーも大きいのかなという感じがします。

ちなみに、吉時さんに教えていただいた話をもとに作ってみたたこの唐揚げのレシピはおよそ次のような感じです。

たこの唐揚げ

材料…ゆでだこ200g　片栗粉大さじ1～2
　塩小さじ1/2　椿油（揚げ油）　レモン汁
（お好みで）

①片栗粉と塩をビニール袋に入れてよく混ぜます。
②たこをぶつ切りにします。
③たこを①に入れて、全体に軽く片栗粉と塩をまぶします。

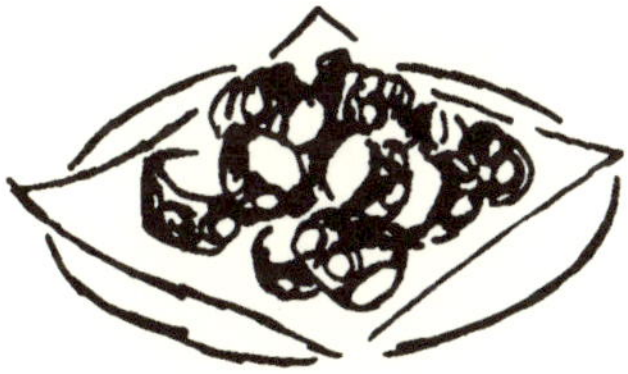

④ 椿油で揚げます。レモン汁をかけても美味です。

たこですっかり味をしめ、その後、私も揚げ豆腐、シソの唐揚げ、なすの素揚げなどを試してみましたが、いずれも家族には好評でした。

ご飯に

「お米を炊く時に椿油を入れる!?　ご飯に油を混ぜるの？」

この話を吉時さんから聞いた時は、ビックリしました。ご飯を炊く時に、お米に椿油を足してから炊くと、おいしいよ、というのです。油を入れてご飯を炊いたらどんな風になるのか、想像もつきません。「おいしいんですか？」とおそるおそる聞いてみると、お米に艶が出るだけでなく、椿油本来の香ばしい香りが、湯気とともにあがってきて、食欲をそそるよ、というわけです。

こんな変わった食べ方は、椿農家さんならではの工夫なのかと思っていたら、さにあらず。実は『日本の食生活全集』の三重県編にも似たような話が登場します。ただし、こちらは白米ではなくて、炊き込みご飯。「五目飯を炊くとき、米二升に湯飲み一杯の椿油を加えると、味がよくなる」ということでした。お米20合に湯のみ1杯ということは180ccくらいでしょうか。2合だと18cc……大さじ1杯強という計算です。

実際に、お米を4合炊く時に、椿油を入れてみました。とはいっても、油っぽくなって誰も食べてくれなかったら困ると思ったので、椿油は大さじ1杯だけ。すると、誰も油が入っていることにも気づきませんでした。「いつものご飯と比べてどう？　ちょっと味が違う？」と聞いてみても、家族は「どこが？」という反応。もう少し入れてみてもよさそうです。もっと味のわかる人に食べてもらえばよかったのか、やっぱり大さじ1杯では足りないのか……。

昔は油分の補給にスプーンに入れて飲むかわりに、お米を炊《た》く時に油を足すことで、家族全員の油分をうまく補う効果もあったのでしょう。こうしてご飯と一緒にオレイン酸をたっぷり含んでいる椿油を少量ずつ継続的にとることで、健康維持に一役買っていたに違いありません。あくまでも個人的な感想ですが、ジュースにオリーブオイルを入れたものを飲むよりは、続けやすそうな方法であるように思えます。

鍋に

「体内にある余分なコレステロールを運び出す善玉コレステロールは減らさずに、動脈効果の原因となる悪玉コレステロールを減らす[*44]」といわれるオレイン酸。

「そのオレイン酸が豊富でこれだけ体にいいものだから、肌や髪にぬるだけでなく、積極的に食べて取り入れてほしい」というのは、たっちゃん農園を営む吉時辰己さんの願いです。

おもしろいのは、**炒め物や揚げ物に使うだけではなくて、うまみを増すために椿油が活用されているところです。**先に紹介したご飯に椿油もそうですが、椿油を加えることで、風味が増すというのか、こくが出るというのか……。そういう意味では菜種油などに比べると、バターに近い油なのかもしれません。鍋をおいしくいただく手順は次の通りです。

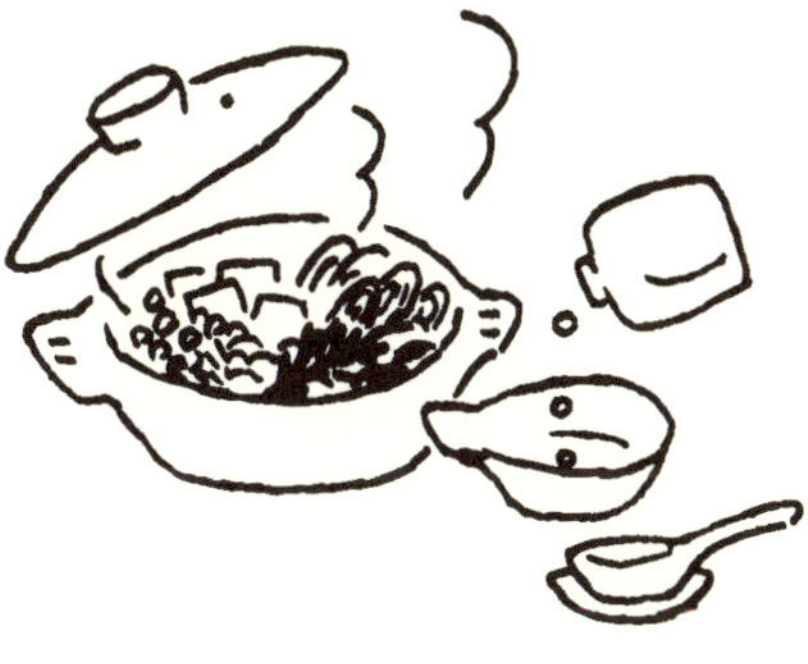

鍋

①鍋をとる器に椿油を入れます。
②鍋のスープに加え、椿油となじませます。
③具を入れてスープとなじませます。

スープを入れてから油をたらすと、油の浮いた感じが気になりますが、先に油をしいておくと、全体にまろみが出る……気がします。ちなみにこの方法で食べると鍋用のうどんなどもとてもおいしくなります。不思議と油っぽさは感じません。

そばつゆに

「あっさりしたそばつゆもおいしいものですが、椿油をちょっと足すと、おつゆがグンとおいしくなりますよ」と教えてくれたのが、（株）椿の慶光院尚子顧問です。椿油のほのかな香りが食欲をそそり、こくが出てとてもよいとのこと。のどごしもよくなりそうですね。

「鴨南蛮ほどのこくではありませんが、味はぐっとよくなりますよ」というお話から、ざるそばのつゆだけでなく、温かいかけつゆに加えるのもよさそうです。どちらの場合も、鍋のおつゆ同様、最初に器に油を少量入れてから、麺つゆを加えると、つゆと油がうまく混ざるようです。

食欲の出ない夏の時期は、おそうめんのつゆにちょっと椿油を足してみるのも、のどごしアップ、栄養補給に効果的なのではないかと思います。

みそ汁に

ご飯に飽き足らず、みそ汁にまで？　まあ、そう言わずに、ちょっと入れてみてください。これも、吉時さんに教わったアイディアですが、簡単にできる割に、なかなか乙なものです。鍋でお伝えしたバター的こく出し効果がここでも功を奏します。作り方も、鍋同様いたって簡単です。

みそ汁

① みそ汁を作ります。
② お椀に小さじ1/2~1の椿油を入れます。
③ ②にみそ汁を注ぎます。

鍋は、しっかり具材の香りがするせいか、盛りつけた器から椿油の香りを感じることはありません。一方のみそ汁は、みその香りがしっかり感じられますが、器に顔を近づけると、香ばしい椿油の香りもしました。そのせいか、家族からは、「みそ汁というよりもっとずっしり重い感じ」「スープっぽい」という感想が出ました。

ところが飲んでみると、さほどくどくなく、さらっといけます。「こくがあっておいしいけど、最初に感じたほど重たくないね」と好評でした。インスタントのみそ汁でも、椿油を入れたところにみそ汁の素を絞り出してお湯を注ぎ、混ぜるだけなので、これなら動脈硬化が気になる家族の体調管理にも、一人暮らしの人にも簡単にできそうです。

ちなみに、家族に出す前に私が一番気になったのは、みそ汁に浮いた油を家族がいやがるのではないか、ということでした。ところが、これは具材が入っていると意外に気にならないようでした。最初の1回目で、異様なものではな

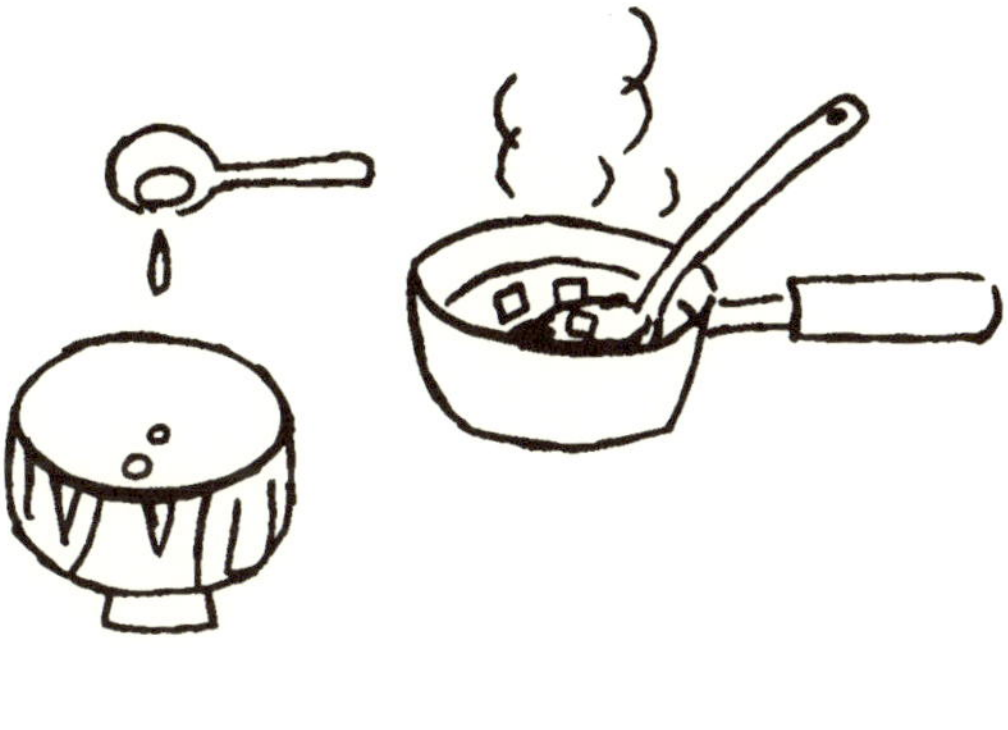

いとわかってしまえば、あとは抵抗なく飲めますから、初回はちょっと具を多めにして、表面の油が目立たないようにするとよいかもしれません。

油のブレンドを楽しむ

複数の油の性質のよいところをあわせて摂取したり、香りを楽しんだりするという意味で、椿油を他の油とブレンドすることを薦めているのが調理用の椿油を多く取り扱っているサトウ椿[*45]です。アロマテラピーではマッサージの効果を高めるためにいくつかのオイルをブレンドしたりしますから、食用油でそうしたブレンドがあっても不思議はありません。実際サラダオイルその他、いくつかの油がブレンドされて売られている油もありますね。

オレイン酸の豊富な椿油を他の植物油と「適切な割合でブレンドすれば、そのブレンド油は椿油よりおいしくて健康的な理想の食用植物油」になると言うのは佐藤秀幸代表取締役。同社のウェブサイトでは、ブレンドの具体例として、長崎県の五島地方では、天ぷらにごま油の芳香をつけるために、椿油とごま油を8：2の割合で混ぜたものを使うという話が紹介されています。ごま油の香りと、椿油で揚げた時のからっとした揚げ上がり、そして胃もたれのない食感が、油をブレンドすることで実現する……というわけです。他の地域でも、天ぷら屋さんによっては、複数の油をブレンドして、独自の食感を出しているところもあるそうです。

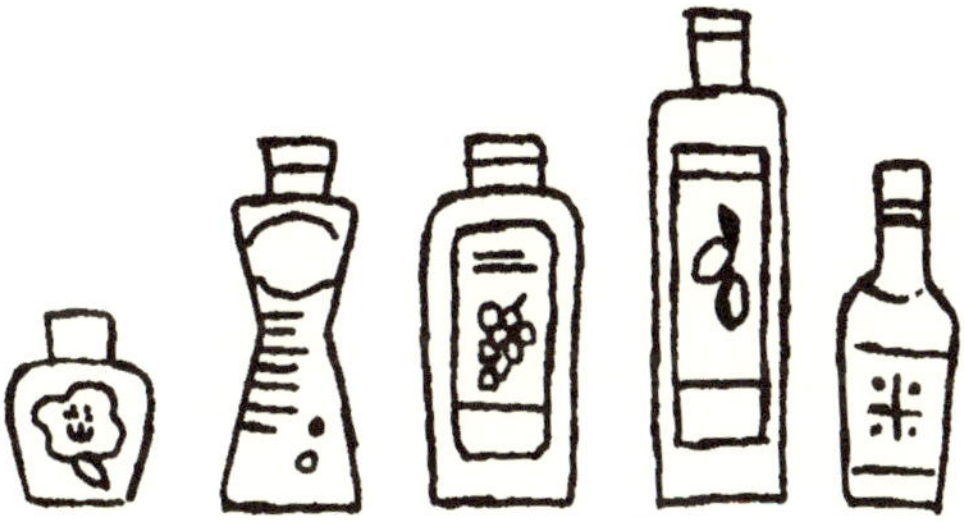

油の成分と特徴・性質について

成分	特徴・性質	椿油	葡萄油	コーン油	米油
リノール酸	ヒトの体内で合成できないので、摂取が不可欠。コレステロール値を下げる作用が極めて強いが、とりすぎると心筋梗塞や乳がん罹患を高めるという報告もある。	3-9%	70.9%	54.8%	34.2%
オレイン酸	体内でも合成される。LDLコレステロール（悪玉）を低下、HDLコレステロール（善玉）を上昇させる働きがある。	79-85%	17.8%	29.6%	42.9%
リノレン酸	心血管疾患・脳卒中の罹患低下作用があり、健康に好ましい脂肪酸。ヒトの体内では合成できない。糖質や脂質の利用を促進し、生活習慣病予防効果を発揮すると考えられる。	0.2-0.4%	0.5%	1.1%	1.4%
トコフェロール	体内脂肪の酸化を防ぐ優れた抗酸化作用（活性酸素を取り除き、生活習慣病を予防し老化を抑える）が知られている。				◎
植物ステロール	コレステロールの吸収を阻害する。血中コレステロール濃度低下作用を示す。			◎	◎
ポリフェノール	交感神経を刺激して、脂肪の燃焼を促す。 発がんリスクの低下、血管疾患の予防、抗アレルギー作用などに対して抗酸化能をもって予防的に働いている。		◎		

参考：「食用植物油脂の脂肪酸組成」（公益財団法人 日本油脂検査協会）＊46～＊54

プロに食感や味を重視した秘伝のブレンドがあるとすれば、ふだん使いには、成分のバランスを考えたブレンドを試してみるのもよさそうです。配合の割合によって味わいや香りも変わってきます。こうしたブレンドについて紹介しているホームページや本はあまり多くはないようですが、サトウ椿では椿油にグレープシードオイルやコーン油、米油、オリーブオイルのブレンドを提案しています。

実験感覚で、いくつかのオイルを混ぜてマイオイルを作ってみるのも楽しそうですね。

サラダに

椿油を料理に使い始めた当初、私には「椿油の香ばしい香り」がなかなか感じられませんでした。それが、温かいものと混ざって、湯気とともにあがってくる香りに接するうちに、出すぎないけれどしっかりした香りがだんだんわかってくるようになりました。オリーブオイルほど強い香りではありませんが、慣れてくると自然に嗅ぎ分けられるようになってきます。

椿油の香ばしさは、ごまの香りととてもよく合います。というより、ごまの香りを引き立ててくれるといった方がいいかもしれません。そんなわけで、ごまドレッシングを作ると、とてもおいしくできあがります。ものぐさな私が特に気に入っているのが、人参のごまドレッシング和えです。冷蔵庫で冷やしてからいただくと、ひんやり感と、ごまドレッシングの香ばしい香りで食が進み、人参1本なんてあっという間に食べられてしまうほど。作りおきもできるので、ぜひお試しください。

人参のごまドレッシング和え

用意するもの…すし酢30cc（お好みで調整してください）　ごま大さじ1～2　椿油大さじ2　人参1本　レーズン（お好みで）

①人参は千切りに。私はスライサーで1本まるごとスライスしています。
②①にすし酢を混ぜます。
③②にごまを混ぜます。
④③に椿油を混ぜます。
⑤器に盛りつけていただきます。あれば、刻んだレーズンなどを加えても。
⑥保存する時は、②の段階でふた付の容器に移して冷蔵庫へ。食べる時に、ごまと椿油を混ぜます。

ごまの香りとシャキシャキとした歯触りを生かすには、食べる直前にごまと椿油を混ぜた方がおいしくいただけます。

薬膳でも

椿油は、茶油（台湾では苦茶油）ともいわれ、薬膳や中国伝統医学などでも活用されています。英語ではCamellia oilとかTea seed oilです。英語名で検索すると、様々な食材を伝統医学的な効能の理解にそって解説した中医百科が見つかります。それによると、椿油には腸を潤す効果（腸が乾くと便秘その他になりやすい）や便秘を解消する効果の他、腹痛や蟯虫《ぎょうちゅう》に効果があると、書かれています。基本的に、おなかの調子を整えるのに役立つ食材なんですね。

そういえば、鹿児島でも昔は虫下しとして椿油を飲用していたという話を桜島ミュージアム[*55]でも伺いました。なるほど、中国伝統医学の知恵が、薩摩に伝わって実践されていたのだ……と納得。日本だけでなく、中国でも、料理に、そしてこうした民間医療に、椿油は広く利用されてきたのです。

台湾には金椿という椿油専門のお店があり、ネットショッピングなども可能です。ここのウェブサイトにも、椿油は胃腸の調子を整えるのに効果があると書かれていて、毎朝小さじ1杯を朝食をとる10分以上前に飲むことを薦めています。そうすることで、胃壁に保護膜ができるので、胃壁保護に役立つのだそう。

油を飲み込むのに抵抗がある場合は、椿油を入れたみそ汁をゆっくり飲んでから、食事を始める手もあるかなあと、金椿のウェブサイトにある使い方の説明を読みながら考えました。健康のために毎日ひとさじ……。それが大変だったら、毎朝おみそ汁に入れて、あるいはご飯に入れて、それとわからぬ程度の少量を料理に入れて食べ続けていくことが、体にはよいのでしょう。なにしろ、この油は熱に当たっても劣化しない、お料理にうってつけの油なのですから。

おわりに

椿油が愛されてきた理由

この本は1本の椿油の瓶から始まりました。久しぶりにお会いする編集者さんに、ご挨拶代わりに椿油をお渡しして、「よかったら使ってみて」と使い方を説明したところ、「面白い素材で本を作ってみたいと思っていたんですけど、椿油どうでしょうね?」と言い出したのです。常日頃、とても便利に使ってはいる椿油でしたが、まさかその使い方を紹介することで、本ができるなんて、考えたこともありませんでした。でも、「こんなに便利な油ですもの、調べたら案外ディープな椿ワールドが待っているかも?」そんな調子で始まった椿油の旅は、踏み出してみたら想像を遥かに超えた世界でした。

椿は光沢のある葉が特徴の木で、その艶のおかげで砂や灰がふきつけても下に落ちてしまい、葉が被われにくいため、防砂林に適した木として海に近い地域で重宝されてきました。桜島では自治体が中心となり防灰用に島内に植えられたと聞きました。その他の地域でも、大島、佐渡など椿油で町おこしをしている地域には、海風にさらされた自然の厳しい地域が目立ちます。

そんな実用的な木が、大きな美しい花を咲かせ、その実を集めて搾れば油がとれる……となれば、文字通り一石二鳥にも三鳥にもなる、生活を豊かにしてくれる木だったに違いありません。特にその花の美しさは古くから人びとを魅了してきました。神事に珍重されたという神代の話から始まり、生け花、俳句、様々な世界で椿の花は登場。身近な例では、安達瞳子さんの『椿しらべ』には、お風呂に椿を浮かべて入った、という話が出てきますし、室生犀星の娘朝子さんも、落ちた椿の花をお庭に並べ、枯れてから捨てたという思い出ばなしを書いています。でも、誰よりもその美しさを愛したのは、ココ・シャネルかもしれません。彼女の自伝的なビデオシリーズ「INSIDE CHANEL」[*56]には、「カメリア」という章がもうけられている程。その一説に、こんな言葉があります。

I remember that she also loved me because I have the delicacy of not exuding any fragrance, offering women the freedom to choose their own.

「シャネルが私を好んだのは、香りを持たない私の繊細さが女性たちが自分で香りを選ぶ自由をもたらしたから」。この言葉に出合った時、なるほど、確かに香りのない椿は、香りを選ぶ余地を女性に残してくれると同時に、香りの好き嫌いに左右されず、美しさを楽しめるという意味では、お客様をもてなすお風呂にはもってこいだったのだと気がつきました。

　香りの薄い花からとれる油も、ほのかにフルーティーな香りがするとはいえ、まったくくせのない油です。椿油のことを調べていくと、江戸時代の人びとの暮らしにタイムスリップします。量産できず、貴重だった椿油。でも、他の油のように劣化せず、においもなく、髪にも肌にも使えて、しかも揚げ物につかえば、お芋も天ぷらもおいしくあがる……そんな奇跡のような油を、無駄にしないよう大切に使っていた生活が、透けて見えてくるのです。

そんなふうにして受け継がれてきた椿油。そのよさを後世に伝えたいと奮闘するメーカーさんや生産者さんと取材を通して出会えたことも、すばらしい経験でした。どうやって使っているのですか、と伺えば、即座に「そばつゆに入れる」「飲むといいよ」など、こちらの想像を超えるお話が続々。そして、それぞれの生産者さんの熱い思いや工夫、そして、何よりも日々使っておられることを実感できるみなさんの黒髪。日常生活これ1本あれば乗り切れてしまいそうなくらい、椿油の応用力といったら……。そんな魅力を、この本を通して少しでもみなさんにお伝えできれば、こんなに幸せなことはありません。

末筆になりましたが、取材にご対応くださいましたみなさま、一緒に椿油を使って感想を聞かせてくれた友人や家族、そして、なによりも、驚くほどの気配りとスマートな編集作業でこの本を生み出してくださったＰＨＰ研究所の編集者渡邉智子さんに心から感謝の意を表します。

佐光 紀子

＊28　日本かっさ協会　http://j-kassa.jp/know/
＊29　エスビー食品株式会社「とっておきのハーブ生活」
http://www.sbfoods.co.jp/herbs/back/200710/aroma.html
＊30　公益社団法人アロマ環境協会「アロマテラピーの楽しみ方」
http://www.aromakankyo.or.jp/basics/howto/
＊31　究建築研究室　http://q-labo.info/article/000130.php
＊32　洗い屋　春　http://www.eonet.ne.jp/～haruplanning/
＊33　『つばき油の文化史』（P166-167）有岡利幸著　雄山閣
＊34　公益社団法人日本将棋連盟デジタルショップ　http://www.rakuten.ne.jp/gold/shogi/maintenance.html
＊35　駒研ネット　http://www.geocities.jp/komakennet/page122.html
＊36　株式会社めぐみ堂「将棋駒のお手入れ」
http://www.megumido.co.jp/html/page6.html
＊37　岩谷堂箪笥「お手入れ方法とお取り扱いについて」
http://www.iwatekensan.co.jp/current/care/index.html
＊38　『つばき油の文化史』（P164）有岡利幸著　雄山閣
＊39　株式会社銀座刀剣柴田　http://www.tokensibata.co.jp/
＊40　『椿しらべ』安達瞳子著　講談社
＊41　『日本の食生活全集（24）聞き書 三重の食事』（P274）西村謙二 他編　農文協
＊42　『日本の食生活全集（39）聞き書 高知の食事』（P306）松崎淳子 他編　農文協
＊43　『日本の食生活全集（42）聞き書 長崎の食事』（P232）月川雅夫 他編　農文協
＊44　日清オイリオグループ株式会社「植物油辞典」
http://www.nisshin-oillio.com/oil/healthy/oleic.html
＊45　サトウ椿株式会社「椿油と他の植物油とのブレンド（調合）について」
http://www.sato-tsubaki.co.jp/reason.shtml#blend
＊46　一般社団法人日本植物油協会「植物油と栄養」
http://www.oil.or.jp/kiso/eiyou/eiyou02_04.html
＊47　「JFRL ニュース Vol.2 No.57 Nov.2006」一般財団法人日本食品分析センター
＊48　サトウ椿株式会社「椿油と他の植物油とのブレンド（調合）について」
http://www.sato-tsubaki.co.jp/reason.shtml#blend
＊49　特定非営利活動法人日本食品機能研究会
http://www.jafra.gr.jp/f192.html
＊50　毎日新聞　医療プレミア「油脂の賢い選び方」http://mainichi.jp/premier/health/articles/20160510/med/00m/010/002000c
＊51　日本抗酸化学会　http://www.jsa-site.com/about_kousanka.htm
＊52　「JFRLニュース　Vol.2 No.57 Nov.2006」一般財団法人日本食品分析センター
＊53　日経ウーマンオンライン「オリーブオイルの効用 http://wol.nikkeibp.co.jp/article/nhspecial/20090304/103226/?rt=nocnt
＊54　「化学と生物　Vol.50（2012）No.12」（P891-896）
＊55　桜島ミュージアム　http://www.sakurajima.gr.jp/
＊56　INSIDE CHANEL, CHAPTER 16 THE CAMELLIA
http://inside.chanel.com/ja/the-camellia

参考文献・資料

〈参照・引用一覧〉

＊1 The Telegraph
http://www.telegraph.co.uk/gardening/how-to-grow/chanel-s-favourite-flower-the-camellia/

＊2 「第十六改正日本薬局方」独立行政法人医薬品医療機器総合機構

＊3 山中油店　http://www.yoil.co.jp/column/393.php

＊4 「日本人とツバキ、そして椿油」大島椿株式会社　広報部　坂本薫

＊5 『椿しらべ』（P107）安達瞳子著　講談社

＊6 『椿しらべ』（P28）安達瞳子著　講談社

＊7 『つばき油の文化史』（P173-175）有岡利幸著　雄山閣

＊8 シセイドウビノラボ　http://www.shiseidogroup.jp/binolab/h_0001/

＊9 WebMD　http://www.webmd.com/

＊10 「日本化学療法学会雑誌 Vol. 44（1996）No.10」（P786-791）

＊11 Doctor's Organic　http://www.doctors-organic.com/jyozaikin/

＊12 「西日本皮膚科 Vol. 70（2008）No.2」（P213-218）

＊13 『知る・使う アロマ』（P28）佐々木薫監修　池田書店

＊14 役に立つ薬の情報～専門薬学
http://kusuri-jouhou.com/creature1/yushi.html

＊15 『日本の食生活全集（24）聞き書　三重の食事』（P273）西村謙二 他編　農文協

＊16 Dr. Schar Plant Files http://doctorschar.com/japanese-camellia-camellia-japonica/

＊17 「広報けせんぬま No.43（2008年1月号）」
www.kesennuma.miyagi.jp/m/H20_2008_1/H200101.pdf

＊18 横浜市環境創造局
http://www.city.yokohama.lg.jp/kankyo/mamoru/kanshi/worda/uv.html

＊19 Dr. Schar Plant Files http://doctorschar.com/

＊20 『美人は「ツバキ」でつくられる。』（P110）スカーレット西村著　下田 憲監修　総合法令出版

＊21 伊豆大島ナビ　http://www.oshima-navi.com/island_life/article11.html

＊22 大島椿ヘアケアシリーズ ブランドサイト「大島椿の使い方」http://www.oshimatsubaki.co.jp/ost/products/oshimatsubaki.html#howto

＊23 『美人は「ツバキ」でつくられる。』（P93）スカーレット西村著　下田 憲監修　総合法令出版

＊24 大島椿「椿油 1/12」
http://www.oshimatsubaki.co.jp/ost/feature/2016_12_facialmassage/index.html

＊25 金椿油工房有限公司「Q & A」　http://www.dr-oil.com/qa.asp

＊26 WebMD　http://www.webmd.com/oral-health/features/oil-pulling

＊27 OilHealthBenefits
http://oilhealthbenefits.com/camellia-oil-tea-seed-oil/

〈食用油関連ウェブサイト〉

日清オイリオグループ株式会社　http://www.nisshin-oillio.com/
一般社団法人日本植物油協会　http://www.oil.or.jp/
桜島ミュージアム　http://www.sakurajima.gr.jp/

〈美容・医学関係ウェブサイト〉

「第十六改正日本薬局方」独立行政法人医薬品医療機器総合機構
https://www.pmda.go.jp/rs-std-jp/standards-development/jp/0010.html
株式会社山中油店　http://www.yoil.co.jp/
資生堂グループ　シセイドウビノラボ　http://www.shiseidogroup.jp/binolab/
Doctor's Organic　http://www.doctors-organic.com/
役に立つ薬の情報～専門薬学　http://kusuri-jouhou.com/
Dr. Schar Plant Files　http://doctorschar.com/
横浜市環境創造局　http://www.city.yokohama.lg.jp/kankyo/OilHealthBenefits
http://oilhealthbenefits.com/
日本かっさ協会　http://j-kassa.jp/
エスビー食品株式会社　http://www.sbfoods.co.jp/
公益社団法人アロマ環境協会　http://www.aromakankyo.or.jp/
WebMD　http://www.webmd.com/
毎日新聞　医療プレミア　http://mainichi.jp/premier/health/
日本抗酸化学会　http://www.jsa-site.com/

〈ものの手入れ・メンテナンス情報ウェブサイト〉

究建築研究室　http://q-labo.info/
洗い屋　春　http://www.eonet.ne.jp/～haruplanning/index.html
公益社団法人日本将棋連盟　http://www.shogi.or.jp/
公益社団法人日本将棋連盟デジタルショップ
http://www.rakuten.co.jp/shogi/
駒研ネット　http://www.geocities.jp/komakennet/page122.html
株式会社めぐみ堂　http://www.megumido.co.jp/
岩谷堂箪笥　http://www.iwatekensan.co.jp/
株式会社銀座刀剣柴田　http://www.tokensibata.co.jp/

参考文献

〈書籍〉

『椿しらべ』安達瞳子著　講談社
『つばき油の文化史』有岡利幸著　雄山閣
『ものと人間の文化史 168　椿』有岡利幸著　法政大学出版局
『美人は「ツバキ」でつくられる。』スカーレット西村著　下田 憲監修　総合法令出版

『日本の食生活全集』農文協
『知る・使う アロマ』佐々木薫監修　池田書店
『現代農業特選シリーズ　見つける・使う　野山の薬草』農文協編　農文協

〈定期刊行物〉

「JFRL ニュース　Vol.2 No.57 Nov.2006　植物ステロールについて」一般財団法人日本食品分析センター
「現代農業：1999 年 07 月号　加工器具で楽しく健康家族（4）」農文協

〈論文その他〉

「日本人とツバキ、そして椿油」大島椿株式会社　広報部　坂本薫
「化学と生物 Vol.50（2012）No.12 P891-896　食品ポリフェノールによる核内レセプターの活性化」安岡顕人
「西日本皮膚科 Vol.70（2008）No.2 P213-218　アトピー性皮膚炎患者に対するツバキ油スプレーの安全性及び有用性の検討」濱田 学　行徳 隆裕　佐藤 さおり　松田 哲男　松田 知子　絹川 直子　古江 増隆
「日本化学療法学会雑誌 Vol.44（1996）No.10 P786-791　脂肪酸，精製ツバキ油およびオリーブ油の黄色ブドウ球菌に対する増殖抑制作用について」新井武利　濱島肇　笹津備規

参考ウェブサイト

〈椿油関連ウェブサイト〉

大島椿ヘアケアシリーズ ブランドサイト http://www.oshimatsubaki.co.jp/ost/
サトウ椿株式会社　http://www.sato-tsubaki.co.jp/
金椿茶油工房有限公司　http://www.dr-oil.com/

佐光 紀子（さこう のりこ）

1961年、東京生まれ。繊維メーカーや証券会社で翻訳に携わったあと、フリーの翻訳者に。とある本の翻訳をきっかけに、重曹や酢などの自然素材を使った家事に目覚め、研究を始める。2002年、『ナチュラル・クリーニング』（ブロンズ新社）を出版。以後、掃除講座や著作活動を展開中。

◎**取材協力**

大島椿株式会社　http://www.oshimatsubaki.co.jp/
サトウ椿株式会社　http://www.sato-tsubaki.co.jp/
たっちゃん農園　http://www.tsubaki-oil.jp
株式会社椿　http://www.tubaki.co.jp/
有限会社山下刃物　http://www.yamashita.org/
桜島ミュージアム　http://www.sakurajima.gr.jp/
十三や櫛店　東京都台東区上野2-12-21　☎03-3831-3238

椿油のすごい力

ヘアケア、スキンケアから、料理、もののお手入れまで

2017年2月3日　第1版第1刷発行

著　者　佐光紀子
発行者　安藤　卓
発行所　株式会社PHP研究所
　京都本部　〒601-8411　京都市南区西九条北ノ内町11
　　文芸教養出版部
　　生活文化課　☎075-681-9149（編集）
　東京本部　〒135-8137　江東区豊洲5-6-52
　　普及一部　☎03-3520-9630（販売）
　PHP INTERFACE　http://www.php.co.jp/
印刷・製本所　図書印刷株式会社

ISBN978-4-569-83464-1